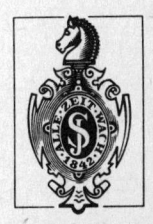

Perspektive Verhaltensmedizin

Herausgegeben von
I. Florin, K. Hahlweg, G. Haag,
U. B. Brack und E.-M. Fahrner

Springer-Verlag
Berlin Heidelberg New York
London Paris Tokyo

Mit 3 Abbildungen

ISBN 3-540-50781-7 Springer-Verlag Berlin Heidelberg New York
ISBN 0-387-50781-7 Springer-Verlag New York Berlin Heidelberg

CIP-Titelaufnahme der Deutschen Bibliothek:
Perspektive Verhaltensmedizin / hrsg. von I. Florin ... – Berlin ; Heidelberg : Springer, 1989
 ISBN 3-540-50781-7 (Berlin ...) brosch.
 ISBN 0-387-50781-7 (New York ...) brosch.
NE: Florin, Irmela [Hrsg.]

Dieses Werk ist urheberrechtlich geschützt. Die dadurch begründeten Rechte, insbesondere die der Übersetzung, des Nachdrucks, des Vortrags, der Entnahme von Abbildungen und Tabellen, der Funksendung, der Mikroverfilmung oder der Vervielfältigung auf anderen Wegen und der Speicherung in Datenverarbeitungsanlagen, bleiben, auch bei nur auszugsweiser Verwertung, vorbehalten. Eine Vervielfältigung dieses Werkes oder von Teilen dieses Werkes ist auch im Einzelfall nur in den Grenzen der gesetzlichen Bestimmungen des Urheberrechtsgesetzes der Bundesrepublik Deutschland vom 9. September 1965 in der Fassung vom 24. Juni 1985 zulässig. Sie ist grundsätzlich vergütungspflichtig. Zuwiderhandlungen unterliegen den Strafbestimmungen des Urheberrechtsgesetzes.

© Springer-Verlag Berlin Heidelberg 1989
Printed in Germany

Die Wiedergabe von Gebrauchsnamen, Handelsnamen, Warenbezeichnungen usw. in diesem Werk berechtigt auch ohne besondere Kennzeichnung nicht zu der Annahme, daß solche Namen im Sinne der Warenzeichen- und Markenschutz-Gesetzgebung als frei zu betrachten wären und daher von jedermann benutzt werden dürften.

Produkthaftung: Für Angaben über Dosierungsanweisungen und Applikationsformen kann vom Verlag keine Gewähr übernommen werden. Derartige Angaben müssen vom jeweiligen Anwender im Einzelfall anhand anderer Literaturstellen auf ihre Richtigkeit überprüft werden.

Druck und Bindearbeiten: Druckhaus Beltz, Hemsbach/Bergstr.
2125/3130-543210

Vorwort

Zahlreiche Disziplinen, unter ihnen die Medizin mit ihren vielfältigen Spezialgebieten, die Psychologie und andere Bioverhaltenswissenschaften, bemühen sich in intensiver Forschungsarbeit darum, Erkenntnisse über die Ätiologie, Pathogenese und Behandlung menschlicher Krankheiten zu gewinnen. Zwischen diesen Disziplinen besteht aber nur eine sehr geringe Kommunikation. Ihre Fachvertreter beschäftigen sich zwar mit dem gleichen Forschungsgegenstand, sie sprechen jedoch keine gemeinsame Sprache, ihr methodisches Repertoire ist weitgehend verschieden, sie gehen auf getrennte Kongresse und veröffentlichen ihre Ergebnisse in separaten Fachzeitschriften.

Es kann kein Zweifel daran bestehen, daß eine Integration des einschlägigen Wissens und ein reger Informationsaustausch zwischen den Disziplinen den Erkenntnisfortschritt beschleunigen und die Entwicklung und Verwirklichung konsistenter und tragfähiger Behandlungskonzepte erleichtern würde. Unter dieser Zielsetzung hat sich das Fach "Verhaltensmedizin" entwickelt. Die Verhaltensmedizin ist multidisziplinär konzipiert. Sie hat durch ihren streng wissenschaftlichen Ansatz innerhalb nur weniger Jahre wesentliche Beiträge zur Erforschung von Krankheitsmechanismen und zur Entwicklung effektiver Behandlungsverfahren geleistet.

1984 wurde in München die Deutsche Gesellschaft für Verhaltensmedizin und Verhaltensmodifikation (DGVM) gegründet. Anliegen dieser Fachgesellschaft ist es, das Konzept der Verhaltensmedizin im deutschsprachigen Raum zu verbreiten und die Anwendung verhaltensmedizinischer Verfahren in der gesundheitlichen Versorgung der Bevölkerung zu fördern.

So möchte der Vorstand der DGVM auch mit dem vorliegenden Buch einen Beitrag zur Verbreitung verhaltensmedizinischen Gedankengutes leisten. Dem multidisziplinären Verständnis der Verhaltensmedizin entsprechend wurden, abgesehen von der Einführung, alle Beiträge von Vertretern mehrerer Fachgebiete gemeinsam verfaßt. Der Band berichtet über Forschungsergebnisse insbesondere aus dem deutschsprachigen Raum.

Irmela Florin
Kurt Hahlweg
Gunther Haag
Udo Brack
Eva-Maria Fahrner

Danksagung

Wir danken der Philipps-Universität Marburg für ihre Unterstützung bei der Fertigung dieses Bandes. Unser besonderer Dank gilt unseren unermüdlichen Helferinnen, den Psychologiestudentinnen Anne Dessloch, Kerstin Komischke und Petra Luck, für die Textverarbeitung sowie für die Erstellung des Stichwort- und Autorenverzeichnisses.

Inhaltsverzeichnis

Verhaltensmedizin: Bedeutung eines interdisziplinären Ansatzes für die Erforschung und Therapie körperlicher Krankheiten
Irmela Florin 1

Psychoendokrinologie
Karlheinz Voigt und Gabriele Fehm-Wolfsdorf. 10

Psychoimmunologische Forschung in der Bundesrepublik Deutschland 1987
Karl-Heinz Schulz und Roman Ferstl 20

Probleme und Aufgaben der klinischen Neuropsychologie
Josef Zihl, Detlev von Cramon, Norbert Mai und Mario Prosiegel 33

Psychische Aspekte dermatologischer Erkrankungen
O. Berndt Scholz und Christoph Luderschmidt 42

Verhaltensmedizin für Patienten mit Diabetes mellitus
Friedrich Strian und Sabine Waadt 53

Verhaltensmedizin des Schmerzes
Wolfgang Miltner und Wolfgang Larbig 62

Chronische Kopfschmerzen
Wolf-Dieter Gerber und Gunther Haag 82

Psychologische Operationsvorbereitung
Siegfried Höfling und Hans Dworzak 90

Herz-Kreislauf-Erkrankungen
Dieter Vaitl und Detlev O. Nutzinger 100

Förderung entwicklungsgestörter Kinder
Udo B. Brack, Rolf Castell, Klaus Sarimski und Peter Schulz 108

Autorenverzeichnis 120
Stichwortverzeichnis 125

Mitarbeiterverzeichnis

Dr. Udo B. Brack
Klinik des Kinderzentrums München
Heiglhofstraße 65, 8000 München 70

Prof. Dr. med. Rolf Castell
Kinderpoliklinik
Universität München
Pettenkoferstraße 8a, 8000 München 2

Prof. Dr. med. Detlev von Cramon
Max-Planck-Institut für Psychiatrie,
Neuropsychologische Abteilung
Kraepelinstraße 10, 8000 München 40

Dr. med. Hans Dworzak
Anästhesieabteilung
Kreiskrankenhaus
8260 Mühldorf

Dr. Gabriele Fehm-Wolfsdorf
Abteilung Medizinische Psychologie
Universität Ulm
Am Hochsträß 8, 7900 Ulm

Prof. Dr. Roman Ferstl
Institut für Psychologie
Universität Kiel
Olshausenstraße 40/60, 2300 Kiel

Prof. Dr. Irmela Florin
Fachbereich Psychologie
Philipps-Universität Marburg
Gutenbergstraße 18, 3550 Marburg

Prof. Dr. Wolf-Dieter Gerber
Zentrum für Nervenheilkunde
Universität Kiel
Niemannsweg 147, 2300 Kiel 1

Prof. Dr. med Gunther Haag
Institut für Psychologie
Universität Freiburg
Belfortstr. 16, 7800 Freiburg

Dr. Siegfried Höfling
Institut für Klinische Psychologie
Universität München
Leopoldstraße 13, 8000 München 40

PD Dr. med. Wolfgang Larbig
Institut für Psychologie
Universität Tübingen
Gartenstraße 29, 7400 Tübingen

Prof. Dr. med. Christoph Luderschmidt
Forschungslabor für angewandte
Dermatologie und Allergologie
Residenzstraße 27, 8000 München

Dr. Norbert Mai
Max-Planck-Institut für Psychiatrie
Kraepelinstraße 10, 8000 München 40

Dr. Wolfgang Miltner
Abteilung für Med. Psychologie
Universität Tübingen
Gartenstraße 29, 7400 Tübingen

Dr. med. **Detlev O. Nutzinger**
Psychiatrische Universitätsklinik
Währinger Gürtel 18-20, A-1090 Wien

Dr. **Mario Prosiegel**
Fachklinik Enzensberg, Neurologische
und Neuropsychologische Abteilung
8958 Hopfen am See/Füssen

Klaus Sarimski
Klinik des Kinderzentrums München
Heiglhofstraße 65, 8000 München 70

Prof. Dr. **O. Berndt Scholz**
Institut für Psychologie
RFW-Universität Bonn
Römerstraße 164, 5300 Bonn

Dr. med. Dipl. Psych. **Karl-H. Schulz**
II. Medizinische Klinik,
Abt. Medizinische Psychologie
Universität Hamburg
Martinistraße 52, 2000 Hamburg 20

Peter Schulz
Kinderzentrum München
Heiglhofstraße 63, 8000 München 70

Dr. med. **Friedrich Strian**
Max-Planck-Institut für Psychiatrie
Kraepelinstraße 10, 8000 München 40

Prof. Dr. **Dieter Vaitl**
Fachbereich Psychologie
Universität Gießen
Otto-Behagel-Straße 10, 6300 Gießen

Prof. Dr. med. **Karlheinz Voigt**
Institut für Normale und
Pathologische Physiologie
Deutschhausstraße 2, 3550 Marburg

Dipl. Psych. **Sabine Waadt**
Max-Planck-Institut für Psychiatrie
Kraepelinstraße 10, 8000 München 40

PD Dr. **Josef Zihl**
Max-Planck-Institut für Psychiatrie
Kraepelinstraße 10, 8000 München 40

Verhaltensmedizin: Bedeutung eines Interdisziplinären Ansatzes für die Erforschung und Therapie körperlicher Krankheiten

Irmela Florin

Der Begriff "Verhaltensmedizin" ist neu, und er ist nicht besonders schön. So stellt sich denn die Frage, ob er wenigstens etwas sinnvolles, zukunftweisendes kennzeichnet, oder ob es sich hier nur einmal mehr um eine Worthülse handelt, die man so schnell wie möglich aus dem Sprachschatz und aus dem Gedächtnis streichen sollte.

Ich bin davon überzeugt: Es ist lohnend und notwendig, sich den Begriff Verhaltensmedizin einzuprägen und das dahinterstehende Konzept zu verbreiten.

Die Verhaltensmedizin beschäftigt sich mit körperlichen Krankheiten und Funktionsstörungen und mit körperlichen Beschwerden - der klassischen Domäne der Medizin also. Bemerkenswert dabei ist, daß die Verhaltensmedizin jedoch nicht allein der Medizin verpflichtet ist, sondern zugleich auch der Psychologie und anderen Bio-Verhaltens- und Bio-Sozialwissenschaften. Sie bemüht sich um einen regen Informationsaustausch und um eine enge Kooperation zwischen diesen Disziplinen.

Nun mögen Sie sich fragen, ob dieses Vorhaben nicht illusorisch ist. Sind die Verständigungsschwierigkeiten zwischen den Disziplinen auf Grund stark unterschiedlicher Denkstile nicht so tiefgreifend, daß man lieber beide Seiten von Annäherungs- und Integrationsversuchen verschonen sollte?

Die Zahl derer, die heute noch so denken, ist sicher nicht gering. Der Grund dafür ist in erster Linie ein Informationsdefizit, das dringend überwunden werden muß. Ich möchte dies im folgenden am Beispiel von Medizin und Klinischer Psychologie erläutern, den beiden umfänglichsten Fachgebieten, die entsprechend den Zielvorstellungen der Verhaltensmedizin zusammenwirken müßten.

Von ärztlicher Seite hört man gelegentlich den Einwand, einer Annäherung von Medizin und Psychologie stünden schier unüberbrückbare Auffassungsunterschiede im Wege: Der Arzt denke logisch und in Kausalbezügen. Der Psychologe dagegen sei einer eigentümlich realitätsfernen und alogischen interpretativen Denkweise verhaftet, eben dem "psycho-" logischen Denken. Zudem sei der Arzt handlungsorientiert und auf Effektivität bedacht; der Psychologe dagegen führe langwierige Gespräche mit den Patienten und habe dabei offenbar gar nicht das Bedürfnis - und vermutlich auch nicht die Fähigkeit -, zielorientiert und effektiv einzugreifen. Soviel zum Einwand der Mediziner.

Natürlich gibt es auch hinderliche Vorbehalte auf Seiten mancher Psychologen. Hier hört man insbesondere, die Mediziner hätten keinerlei Sinn für psychologische Problemstellungen. Sie seien an einem einseitig medizinischen Krankheitsmodell orientiert. Über die Bedeutung psychologischer und sozialer Variablen im Zusammenhang mit körperlicher Krankheit könne man mit ihnen gar nicht reden.

Beide Vorannahmen, die über den Klinische Psychologen wie auch über den Mediziner, sind falsch. Sie sind Karikaturen eines Bildes, das irgendwann einmal zutreffend gewesen sein mag. Heute ist es jedenfalls unrichtig.

Lassen Sie mich dieses Bild richtig stellen.

Ich möchte mich dabei zunächst der Klinischen Psychologie zuwenden, jenem Teilgebiet der Psychologie, das sich mit psychischen Aspekten von Störungen, Krankheiten und Leiden befaßt. Die Klinische Psychologie ist ein wissenschaftlich begründetes Fach. Sie orientiert sich an den Ergebnissen systematischer, und zwar weitgehend naturwissenschaftlicher Forschung und ist damit dem logischen Denken genauso verpflichtet wie andere wissenschaftliche Disziplinen auch. In der Grundlagenforschung arbeitet man als Klinischer Psychologe überwiegend experimentell, und bei der Erforschung von Präventions- und Behandlungsmethoden wendet man strikt empirische Methoden an, um die Wirksamkeit der Maßnahmen zu überprüfen. Die Klinische Psychologie ist weit davon entfernt, realitätsferne Gespräche mit Patienten zu favorisieren. Vielmehr hat sie in den vergangenen 10 Jahren - wie noch gezeigt werden wird - höchst zielstrebig dazu beigetragen, daß eine stattliche Zahl hocheffektiver Behandlungsmethoden für solche Störungen und Beschwerdebilder entwickelt wurde, die zuvor noch nicht oder doch weit weniger gut behandelbar waren.

Wenden wir uns nun dem Bild vom einseitig biologisch orientierten Mediziner zu. Auch dieses Bild ist, wie schon erwähnt, dringend revisionsbedürftig. Die Medizin ist keineswegs einem einseitig biologischen Krankheitsmodell verhaftet. Dem Mediziner ist bekannt, daß sowohl die körperlichen als auch die psychischen Funktionen des Menschen durch das Gehirn gesteuert werden. Er weiß, daß Billionen von Informationskanälen in einer Gesamtlänge, daß man damit mehrfach den Äquator umwickeln könnte, eine rege Kommunikation zwischen den verschiedenen Hirnregionen sicherstellen. In diesem gigantischen Netzwerk bestehen natürlich auch vielfältige Kommunikationswege zwischen jenen Arealen, die psychischen Verarbeitungsprozessen dienen, und jenen, die etwa für die Steuerung bestimmter Organfunktionen zuständig sind. Damit ist also anatomisch gesichert, daß psychische und soziale Ereignisse Einfluß auf körperliche Funktionsabläufe haben können. Das Gehirn kann sogar eigentätig seine Struktur verändern, wenn der Mensch immer wieder charakteristischen Sinneseindrücken oder Erlebnissen ausgesetzt ist. Es nimmt dann neue Verschaltungen vor, die den Informationsfluß verändern und so die Steuerung körperlicher Funktionsabläufe auch längerfristig beeinflussen können. Die Hirnforschung geht heute davon aus, daß nicht nur äußere Ereignisse, sondern auch Verhaltensgewohnheiten, Denkgewohnheiten, Einstellungen und überdauernde Stimmungen des Menschen buchstäblich ihre Spuren im Gehirn hinterlassen. Solche psychischen Faktoren beeinflussen auch die Freisetzung der chemischen Botenstoffe, die für die Informationsübertragung zwischen den Nervenzellen erforderlich sind, und sie können zudem die Sensibilität der Rezeptoren für diese chemischen Botenstoffe verändern. Psychische Faktoren können also auf vielfältige Weise kurz- oder auch langfristig in den Informationsfluß im Gehirn und damit auch in die Regulation körperlicher Funktionsabläufe eingreifen. So ist es verständlich, daß es unterschiedliche körperliche Auswirkungen haben kann, wenn ein Mensch etwa dazu neigt, anhaltend zu grübeln, seinen Ärger herunterzuschlucken und sich ängstlich-zurückgezogen zu verhalten, als wenn er die Dinge leicht nimmt, seinem Ärger Ausdruck verleiht und offen auf andere Menschen zugeht.

Besonders interessant für das Verständnis der Einflußmöglichkeiten psychischer und sozialer Faktoren auf körperliche Vorgänge sind auch eine Reihe von neuroanatomischen und neurochemischen Entdeckungen: So konnte vor wenigen Jahren nachgewiesen werden, daß anatomische Verbindungen zwischen dem Zentralnervensystem und dem Immunsystem bestehen. Es konnte ferner gezeigt werden, daß bestimmte Zelltypen des Immunsystems mit Rezeptoren für Hormone und Neurotransmitter ausgestattet sind. Damit ist klar, daß selbst das Immunsystem, das man bis dahin für völlig autonom gehalten hatte, auf mehreren Wegen durch psychische und soziale Bedingungen beeinflußt werden kann.

Auf Grund all dieser Informationen aus der medizinischen Grundlagenforschung ist der Mediziner für psychologische Fragestellungen im Zusammenhang mit körperlicher Krankheit durchaus aufgeschlossen. Es ist an der Zeit, anderslautende Vorstellungen zu korrigieren.

Grundsätzlich gibt es also eine solide Basis für die Verständigung zwischen Medizinern und Klinischen Psychologen.

So stellt sich denn die Anschlußfrage nach dem Nutzen eines engen Informationsaustausches und einer Kooperation zwischen Medizin und Psychologie: Wie ist die Arbeitsweise der Klinischen Psychologie im medizinischen Kontext, und worin besteht ihr möglicher Beitrag zum besseren Verständnis und zur Vorbeugung oder Behandlung von Krankheiten oder körperlichen Beschwerden?

Zwei Punkte erscheinen mir hier besonders erwähnenswert:

1. Die Klinische Psychologie trägt durch systematische Beobachtung dazu bei, das medizinische Wissen über Störungen körperlicher Funktionsabläufe in spezifischer Weise zu ergänzen. Sie untersucht - natürlich in Kooperation mit der Medizin -, unter welchen äußeren und auch unter welchen inner-

psychischen Bedingungen sich körperliche Funktionsabläufe, die für eine bestimmte Krankheit oder Störung charakteristisch sind, günstig oder ungünstig verändern. Das Einkreisen der psychischen und sozialen Bedingungen, unter denen es zu umschriebenen Reaktionen des Körpers kommt, ist also ein wesentliches Kennzeichen der Arbeitsweise des Klinischen Psychologen.
2. Die Klinische Psychologie verfügt über einen soliden Fundus an Veränderungswissen. Sie weiß, wie man Lernprozesse anbahnt. Sie weiß, wie man das Verhalten, das Denken oder auch Einstellungen beeinflussen kann. Und sie hat in den letzten Jahren einen großen Zuwachs an Erkenntnissen auch darüber gewonnen, wie man körperliche Vorgänge gezielt beeinflussen kann. Dieses Veränderungswissen gibt ihr die Möglichkeit, entweder in die gestörten Funktionsabläufe selbst korrigierend einzugreifen, oder aber die inneren und äußeren Bedingungen zu modifizieren, unter denen es zu krankheitsrelevanten oder beschwerlichen körperlichen Reaktionen kommt.

Das psychobiologische Krankheitswissen - d. h. das Wissen über die äußeren und inneren psychologischen Bedingungen, unter denen bestimmte Störungen körperlicher Funktionsabläufe auftreten oder ausbleiben - und das Veränderungswissen sind bei der Arbeit des Klinischen Psychologen im Bereich körperlicher Krankheit eng miteinander verzahnt. Aus dieser engen Verzahnung ergibt sich: Je genauer die Kenntnisse des psychobiologischen Mechanismus sind, der zu einer bestimmten Krankheit, zu bestimmten Beschwerden oder auch im Gegenteil zu besonders hoher Widerstandskraft gegen Krankheit und körperliches Leid führt, desto gezielter und direkter kann man klinisch-psychologische Methoden für die Prävention oder Behandlung nutzbar machen.

Leider ist bei den meisten körperlichen Erkrankungen und Leiden der zentrale psychobiologische Mechanismus, über den eine gezielte Beeinflussung vorgenommen werden könnte, noch unbekannt. Hier liegt ein weites Feld verhaltensmedizinischer Grundlagenforschung vor uns, das von Neuroanatomen, Biochemikern, Pharmakologen, Immunologen, Endokrinologen, Internisten, Psychologen und vielen anderen Disziplinen gemeinsam bearbeitet werden muß. Mit dem psychologischen Veränderungswissen kann man also zur Zeit noch kaum je am Kern der Störung ansetzen. Man kann jedoch in die inneren und äußeren Bedingungen verändernd eingreifen, unter deren Einfluß die ungünstigen körperlichen Prozesse oder Beschwerden auftreten, oder man kann in periphere physiologische und viszerale Störungsabläufe korrigierend eingreifen. Wie ich im folgenden zu zeigen suche, ist auch dies bereits ein vielversprechender Weg.

Das Veränderungswissen des Klinischen Psychologen kann aber auch nutzbar gemacht werden, um gesundheitsförderliches Verhalten aufzubauen oder solche Verhaltensgewohnheiten, Denkgewohnheiten oder Problemkonstellationen zu beeinflussen, die ein hohes Erkrankungsrisiko in sich bergen. Und schließlich ist es mit Hilfe des psychologischen Veränderungswissens auch möglich, etwa die Motivation des Patienten zur Einhaltung ärztlicher Verordnungen zu erhöhen, seine Kooperationsfähigkeit bei schmerzhaften medizinischen Maßnahmen zu verbessern oder auch die psychische Verarbeitung von Krankheit und körperlichen Leiden zu erleichtern.

Entsprechend den vielfältigen Wechselwirkungen zwischen Denken, Verhalten, Erleben, psychosozialen Umweltfaktoren, peripheren physiologischen Reaktionen und zentralnervösen Prozessen kann der Ansatz der Klinischen Psychologie zur Hilfe bei unterschiedlichen Krankheiten und Beschwerden nicht uniform sein. Es richtet sich jeweils nach den Ergebnissen der Grundlagenforschung zu den einzelnen Krankheits- und Beschwerdebildern, ob man mit der Intervention z. B. beim Verhalten, beim Denken oder bei physiologischen Reaktionsmustern modifizierend ansetzt oder aber bei externen psychosozialen Einflußgrößen.

Drei Beispiele mögen dies verdeutlichen:

1. Chronische Rückenschmerzen im Lendenwirbelbereich sind ein verbreitetes Leiden. Die medikamentösen Behandlungserfolge sind in jenen Fällen, in denen keine organische Grundlage gefunden wird, gering. Meist finden sich bei diesen Patienten "ohne organischen Befund" als einzige Auffälligkeit starke Muskelverspannungen im Schmerzbereich. Diese muskulären Verspannungen werden zunehmend als entscheidende Schmerzursache angesehen.

In kooperativer Forschung von Psychologen und Medizinern fand man nun heraus, daß die kritischen muskulären Verspannungen zunehmen, wenn die betroffenen Personen an persönlich belastende Erlebnisse denken, ein sicherer Hinweis darauf, daß psychische Belastungen einen entscheidenden Anteil an der Rückenschmerzproblematik haben können.

Bereits diese wenigen, von Medizinern und Psychologen gemeinschaftlich bereitgestellten Informationen enthalten für den Klinischen Psychologen wichtige Hinweise auf mögliche Ansatzpunkte für verhaltensmedizinische Maßnahmen. So weiß der Psychologe z. B., auf welche Weise der Patient rasch lernen kann, umschriebene Muskelgruppen zu entspannen und die Sensibilität für den Muskeltonus in der kritischen Körperregion zu erhöhen. Man macht ihm seine Anspannungsreaktionen, die man elektrophysiologisch ableitet, auf einem Monitor sichtbar, und gibt ihm - unter konsequenter Berücksichtigung lernpsychologischer Gesetze - positive Rückmeldung über Veränderungen des Muskeltonus in der erwünschten Richtung. Jene Reaktionen, die dem Patienten unter diesen sog. Biofeedbackbedingungen helfen, die Anspannung in der Schmerzregion zu senken, muß er dann auch unabhängig von der Biorückmeldung erproben. Außerdem leitet der Psychologe den Patienten systematisch an zu identifizieren, in welchen typischen Belastungssituationen es bei ihm mit hoher Wahrscheinlichkeit zu einer Erhöhung des Muskeltonus kommt, und dann genau in diesen Situationen die neu erworbenen Kompetenzen der Spannungsreduktion anzuwenden.

Die Erfolge mit diesem Vorgehen sind beeindruckend: Bei einem Biofeedbacktraining von nur 12 mal 20 min verringern sich Schmerzintensität und Schmerzdauer bei der betroffenen Patientengruppe drastisch und nachhaltig (Flor 1987).

2. Die Genesung von Patienten, die Unfälle erlitten oder sich Operationen unterziehen mußten, verläuft - auch bei vergleichbarem Schweregrad der Verletzung oder des Eingriffs - recht unterschiedlich. Manche Patienten erholen sich nur sehr langsam, andere genesen schnell.

In einer Reihe von Untersuchungen zeigte sich, daß es für den Genesungsverlauf besonders ungünstig ist, wenn die Patienten den Eindruck haben, sie könnten zu ihrer Genesung selbst nichts wesentliches beitragen. In einer Untersuchung an Unfallpatienten konnte allein an Hand dieser psychologischen Variablen recht gut vorhergesagt werden, wer - gemessen am Schweregrad der Verletzungen - kurz oder lang im Krankenhaus bleiben bzw. früh oder spät seine berufliche Tätigkeit wieder aufnehmen würde (Frey u. Rogner 1987). Auch bei Frauen, die sich einer Hysterektomie unterziehen mußten, trug diese sog. "Kontrollüberzeugung" mit dazu bei, daß man korrekt vorhersagen konnte, wer sich 2 Monate nach dem Eingriff wohlbefinden würde und wer nicht (Schulze et al. 1988).

Auch die "Ängstlichkeit" vor Eingriffen steht - vermutlich weil die Patienten meist gegen die Angst ankämpfen und es dadurch gleichzeitig zu sympathischer und parasympathischer Aktivität kommt - eher mit ungünstigeren Genesungsverläufen in Zusammenhang (Höfling 1987). Marburger Forscher wiesen nach, daß sich selbst bei Nierensteinzertrümmerung an Hand der "Ängstlichkeit" der Patienten in der Klinik (und nachgeordnet auch wieder an Hand der "Kontrollüberzeugung") vorhersagen ließ, bei welchen Patienten die Konkremente, also die Steintrümmer, schneller abgingen und bei welchen langsamer (Schumacher et al. 1987).

Wiederum geben diese wenigen, gut dokumentierten Forschungsergebnisse dem Klinischen Psychologen Hinweise darauf, wie man versuchen könnte, Gesundungsprozesse, Wohlbefinden und Widerstandskraft nach Verletzungen oder im Zusammenhang mit medizinischen Eingriffen günstig zu beeinflussen.

So weiß der Klinische Psychologe z. B., wie man den körperlich ungünstigen Effekten der Ängstlichkeit vor einem Eingriff begegnen kann. Man kann den Patienten etwa zu einer neuen Bewertung seiner Angstreaktionen anleiten, zu einer Bewertung, die der Angst gewissermaßen "ein positives Gesicht" verleiht, so daß er sie akzeptieren kann und nicht gegen sie ankämpft. Der Klinische Psychologe weiß auch, wie man die Überzeugung des Patienten, selbst Einfluß auf seine Lage nehmen zu können, stärken kann. Dies kann vor allem geschehen, indem man dem Patienten Informationen z. B. über typische prä- oder postoperative Belastungsbedingungen vor oder nach der Operation gibt und ihm gleichzeitig vermittelt, auf welche Weise er diesen Belastungen wirksam begegnen kann.

Wiederum brachten 2 Forschungsprojekte, in denen man dieses Wissen zu nutzen suchte, eindrucksvolle Ergebnisse: Das erste Projekt wurde - natürlich in enger Kooperation von Mediziner und Klinischem Psychologen - an orthopädischen Patienten durchgeführt, die sich einem chirurgischen Eingriff unterziehen mußten (z. B. einer Meniskusoperation oder einem Eingriff nach Bänderriß). An dem zweiten Projekt beteiligte sich eine große Gruppe urologischer Patienten (bei denen z. B. Nierenoperationen oder Blasenoperationen durchgeführt werden mußten). Den Patienten wurde zum einen vermittelt, wie sie ihre Angstreaktionen positiv interpretieren und somit ungehinderter zulassen könnten. Außerdem erhielten sie Informationen über präoperative Belastungsbedingungen (oder im Falle der Regionalanästhesie auch über typische Belastungen während der Operation), und schließlich wurde ihnen eine bestimmte Atemtechnik für den Umgang mit diesen Belastungen vermittelt. Das Ergebnis: Die so behandelten Patienten waren während der Wartezeit im Operationsvorraum psychisch ausgeglichener, ihr Kreislauf war stabiler, sie fühlten sich weniger hilflos, und sie konnten früher aus der Klinik entlassen werden als jene Patienten, die keine gezielte verhaltensmedizinische Vorbereitung, wohl aber vergleichbar viel Zuwendung durch ein persönliches Gespräch erhalten hatten (Höfling 1987).

Erwähnen möchte ich auch das Ergebnis einer verhaltensmedizinischen Intervention bei Frauen, die sich einer Gallenblasenoperation unterziehen mußten (Dietrich et al. 1987). In diesem Projekt wurden die Patientinnen vor der Operation über typische postoperative Belastungsbedingungen informiert. Zudem wurden ihnen Ratschläge früherer Patientinnen vermittelt, was man im einzelnen am besten tun oder denken sollte, um die verschiedenen Unannehmlichkeiten an den Tagen nach der Operation möglichst gut zu ertragen. Es ist bekannt, daß es nach operativen Eingriffen zu vorübergehenden, streßbedingten Funktionseinschränkungen des Immunsystems kommt. So interessierte bei dieser Untersuchung, ob die skizzierte Vorbereitung der Patientinnen zu einer schnelleren Überwindung der Immundepression führen würde. Als Indikator wurde die relative Konzentration der T-Helferzellen gewählt, jenes Zelltyps, dem eine maßgebliche Funktion für die Regulation des gesamten Immunsystems zukommt. Tatsächlich zeigte sich, daß die Funktionstüchtigkeit des Immunsystems bei jenen Patientinnen, die an der verhaltensmedizinischen Intervention teilgenommen hatten, schneller wieder zunahm als bei Frauen, mit denen ein persönliches Gespräch ohne systematische Information und Bewältigungsanleitung geführt worden war.

3. Ein 3. Beispiel zeigt nochmals einen anderen Ansatz (Hellhammer u. Gutberlet, im Druck): In diesem Fall geht es um verhaltensmedizinische Maßnahmen bei infertilen, also bei zeugungsunfähigen Männern, deren Ehe trotz gemeinsamen Kinderwunsches seit im Schnitt 6 Jahren kinderlos geblieben war und bei denen medizinische Behandlungsmaßnahmen keinen Erfolg gebracht hatten. Spermatologische Messungen zeigten, daß die Spermienzahl bei dieser Patientengruppe stark verringert war. Psychologisch-diagnostische Untersuchungen ergaben, daß die betroffenen Männer unter starkem Dauerstreß standen und über unzureichende Möglichkeiten der Streßverarbeitung oder Streßvorbeugung verfügten. Ungeklärt war jedoch, ob diese Streßfaktoren in einem kausalen Zusammenhang mit der Einschränkung der Zeugungsfähigkeit stünden. So wurden in Kooperation von Anatomen, Endokrinologen, Andrologen und Psychologen psychobiologische Grundlagenexperimente durchgeführt, bei denen Tiere anhaltendem Streß ausgesetzt wurden. Dabei fand man, daß sich die Dauerbelastungen in der Tat vom Gehirn über das vegetative Nervensystem auf

die Durchblutung und schließlich auf die Histologie der Fortpflanzungsorgane auswirkten und so die Zeugungsfähigkeit und Fruchtbarkeit beeinträchtigten.

Es gab also Anhaltspunkte dafür, daß Dauerbelastung nicht eine bloße Begleiterscheinung der Infertilität bei Männern ist, sondern daß hier in der Tat ein psychobiologischer Funktionszusammenhang bestehen kann. Diese Information gibt nun dem Klinischen Psychologen wiederum Hinweise auf mögliche Ansatzpunkte für verhaltensmedizinische Maßnahmen. Zunächst wird er abklären, in welchen Lebensbereichen die Dauerbelastungen im Einzelfall auftreten und welche Defizite bei den Betroffenen in der Bewältigung oder Vorbeugung von Belastungen bestehen. Dann wird er sein Veränderungswissen gezielt einsetzen, um möglichst schnell eine Reduktion der Belastungsfaktoren zu erreichen. Er wird zum einen beim Denken und Verhalten des Patienten selbst ansetzen. Aber er wird - je nach dem Ergebnis der individuellen psychologischen Diagnostik - auch Verhaltensmuster bei den engsten Bezugspersonen des Patienten zu verändern suchen, wenn diese als Belastungsquellen wirken.

Vorgehensweisen, die an diesen Überlegungen orientiert waren, erwiesen sich als höchst wirksam: Infertile Männer, die den genannten medizinischen und psychologischen Kriterien entsprachen, und deren Dauerbelastung zum großen Teil durch Partnerprobleme bedingt war, nahmen - zusammen mit ihren Frauen - an einem Partnertraining teil. Hierbei wurden sie in 15 mal $1^1/_2$ h gezielt angeleitet, ihre Fähigkeit zur Lösung zwischenmenschlicher Probleme und zum gemeinsamen Gespräch zu verbessern. Ergebnis: (1) Es wurde eine erhebliche Belastungsreduktion erzielt. (2) Wiederholte medizinische Untersuchungen zeigten, daß sich die spermatologischen Befunde erheblich verbessert hatten. (3) In den ersten 4 Monaten nach der verhaltensmedizinischen Intervention wurden 6 von 16 Frauen schwanger.

Die genannten Beispiele verdeutlichen u. a., wie eng Fortschritte in der Entwicklung effektiver verhaltensmedizinischer Maßnahmen an Erkenntnisfortschritte in der psychobiologischen, und damit interdisziplinär orientierten Grundlagenforschung gebunden sind. Dies gilt in gleicher Weise auch für den Bereich der Prävention.

So konnte z. B. Martin Seligman in den USA mit seiner Forschungsgruppe in einer Serie von Untersuchungen nachweisen, daß eine ganz bestimmte Art des Denkens, insbesondere eine bestimmte Art, sich Mißerfolge oder negative Ereignisse selbst zuzuschreiben, nicht nur die Anfälligkeit für Depressionen erhöht, sondern auch die Abwehrkraft des Immunsystems schwächt und die Lebenserwartung verringert. Sollten sich die Ergebnisse replizieren lassen, so könnte dies für die Entwicklung von Vorbeugemaßnahmen höchst bedeutsam sein: Wäre es nicht verlockend zu überprüfen, ob sich ein "gesundheitsförderlicher" Denkstil vermitteln läßt, der die Widerstandskraft gegen Krankheit erhöht (Seligman 1986)?

Die genannten Beispiele sollten die Bedeutung eines interdisziplinären Ansatzes für das Verständnis und die Behandlung körperlicher Krankheiten, Funktionsstörungen und Beschwerden veranschaulichen. Sie sollten verdeutlichen, daß die Vebindung bio-verhaltenswissenschaftlicher und medizinischer Kenntnisse und Kompetenzen nicht nur möglich ist, sondern daß sie auch zu eindrucksvollen Erkenntis- und Behandlungsfortschritten geführt hat.

Die Bereitschaft zur interdisziplinären Kooperation im Bereich körperlicher Krankheit hat sich auf Grund der nachweislich guten Resultate rapide erhöht, in der Grundlagenforschung wie auch in der Praxis.

Aber es gibt auch Hindernisse, die die interdisziplinäre Kooperation erschweren: In der Praxis z. B. ist es behindernd, daß eine legale Basis für die verhaltensmedizinische Tätigkeit des Klinischen Psychologen fehlt. In der Forschung ist es behindernd, daß interdisziplinäre Projekte zu wenig durch Drittmittel gefördert werden.

Wir müssen uns dafür einsetzen, daß solche Hindernisse überwunden werden. Wir müssen mit den Ergebnissen der Verhaltensmedizin an die Öffentlichkeit treten. Wir müssen dafür Sorge tragen, daß das Konzept der Verhaltensmedizin in das Bewußtsein aller verantwortungstragenden Persönlichkeiten im Gesundheitswesen eindringt; denn es kann kein Zweifel daran bestehen: *Die Verhaltensmedizin wird dringend gebraucht.*

Literatur

Dietrich M, Pflüger KH, Florin I (1987) Anleitung zum Coping und postoperative Immunsuppression bei chirurgischen Patientinnen. Beitrag zum 1. Kongreß der DGVM, München 1987

Flor H (1987) Die Rolle psychologischer Faktoren bei der Entstehung und Behandlung chronischer Wirbelsäulen-Syndrome. Med Psychol 37:424-429

Frey D, Rogner O (1987) Psychologische Determinaten des Genesungsprozesses von Unfallpatienten. Beitrag zum 1. Kongreß der DGVM, München 1987

Hellhammer DH, Gutberlet I (im Druck) Male infertility: Preliminary evidence for two neuroendocrine mediators of stress on gonadal function. In: Frederickson et al. (eds) Neurobiology of amino acids, peptides and trophic factors. Martinus Nijhoff, Boston

Höfling S (1987) Psychologische Operationsvorbereitung bei Erwachsenen. Ein Überblick. Beitrag zum 1. Kongreß der DGVM, München 1987

Schulze C, Florin I, Matschin E, Sougioultzi C, Schulze HH (1988) Psychological distress after hysterectomy. A predictive study. Psychol Health 2:1-12

Schumacher M, Ehlers A, Ulshöfer B (1987) Einfluß medizinischer, psychologischer und sozialer Variablen auf den Rehabilitationsverlauf Nierensteinerkrankter nach extrakorporaler Nierensteinzertrümmerung. Beitrag zum 1. Kongreß der DGVM, München.

Seligman MEP (1986) Helplessness and explanatory style: Risk factors for depression and disease. Paper presented at the 7th Annual Scientific Sessions, Society of Behavioral-Medicine, San Francisco

Psychoendokrinologie

Karlheinz Voigt und Gabriele Fehm-Wolfsdorf

Die Psychoendokrinologie oder auch Psychoneuroendokrinologie ist eine multidisziplinäre Forschungsrichtung. Hier sind sowohl Grundlagenforscher aus Gebieten der modernen Neurobiologie wie auch Klinische Endokrinologen, Psychiater und Psychologen vertreten. Im Mittelpunkt vieler Untersuchungen stehen die hormonellen Reaktionen bei Belastungssituationen (Streß) und deren mögliche Zusammenhänge mit psychosomatischen Erkrankungen. Neben den klassischen Hormonen aus der Hirnanhangdrüse (Hypophyse) und den peripheren Hormondrüsen (Nebennierenrinde, Gonaden und Schilddrüse) wurde für die sog. Neuropeptide in den letzten Jahren eine Bedeutung für die Realisierung von so wichtigen Phänomenen wie Nahrungsaufnahme, Schlaf und Sexualität sowie auch für höhere integrative Funktionen wie Aufmerksamkeit und Gedächtnis erkannt.

Psychoendokrinologie des Stresses

Seit der Einführung des Begriffes Streß zur Beschreibung von lebenswichtigen Adaptationsvorgängen durch Selye, hat dieser Terminus eine erhebliche Wandlung erfahren: Das Wort Streß wird heute im täglichen Leben nahezu bei jeder Belastungssituation angewendet, es ist quasi zu einem nicht mehr definierbaren Slang geworden. In den letzten Jahren jedoch sind eine Reihe von wichtigen Entdeckungen auf jenem neuroendokrinologischen Gebiet gemacht worden, das schon immer mit dem Streßgeschehen in Verbindung gebracht worden ist: der Hypophysen-Nebennieren-Achse und der Katecholaminsekretion. Ebenso sind die Nachweismethoden für alle Peptidhormone und Steroidhormone sowie für die meisten Katecholamine so verbessert worden, daß nunmehr die Laborwerte als sog. "harte Daten" gelten können. Das hat dazu geführt, daß sich sowohl Forscher aus den modernen Gebieten der Neurobiologie und der Endokrinologie als auch Psychologen und Psychiater erneut und ernsthaft mit der Problematik Streß befassen. Es scheint in diesem Zusammenhang nicht hilfreich zu sein, wenn wir zu den vielen Definitionen des Begriffes Streß eine weitere hinzufügen. Sinnvoller erscheint es, jeweils die in Frage stehende Belastungssituation zu definieren, möglichst stabile Meßparameter aus Bereichen der Labormedizin und aus Bereichen der Psychologie zu benutzen und schließlich sorgfältig und kritisch zu interpretieren.

Moderne Aspekte der Streßforschung

(a) Bei den bisherigen Ansätzen der Psychoendokrinologie des Stresses standen meist die Hormone Kortisol und die Katecholamine im Mittelpunkt des Interesses, obwohl sie nur selten in einem Experiment gleichzeitig gemessen worden sind. Nun hat sich gezeigt, daß tatsächlich das Nebennierenmark mit seiner Katecholaminproduktion und die Nebennierenrinde mit der Glukokortikoidproduktion funktionell sehr eng voneinander abhängen. Das Freisetzungshormon für das ACTH aus der Hypophyse, das Kortikotropin-Releasing-Hormon (CRH), hat auch einen deutlichen Effekt auf die zentrale Steuerung der Sympathikus-Aktivität und damit auf die Sekretion von Adrenalin aus dem Nebennierenmark.

Andererseits ist seit neuestem bekannt, daß Noradrenalin, auch das im Blut zirkulierende, direkt die hypophysäre ACTH-Sekretion stimuliert. Außerdem sind die wesentlichen Schritte der Biosynthese der Katecholamine im Nebennierenmark von der adäquaten Konzentration von Kortisol aus der sie umgebenden Rinde abhängig. Bei Streßuntersuchungen wird es also künftig besonders interessant sein, die Relation der Katecholamine und der Glukokortikoide zueinander bei der Interpretation zu beachten.

(b) In den letzten Jahren ist immer offensichtlicher geworden, daß immunologische Prozesse sowohl das ZNS beeinflussen können als auch das Hormonsystem und vice versa. Dies wird besonders deutlich an dem Produkt einer immunkompetenten Zelle, dem sog. Makrophagen: Interleukin-1. Dieses Interleukin-1 ist der bisher stärkste Aktivator der Hypothalamus-Hypophysen-Nebennierenrinden-Achse und kann so die Kortisolsekretion stimulieren. Darüber hinaus ist entdeckt worden, daß einige immunkompetente Zellen ein Peptid produzieren, das ACTH-ähnliche Wirkungen an der Nebenniere entfalten kann und auch wie das hypophysäre ACTH reguliert wird. Auf der anderen Seite ist bekannt, daß durch Glukokortikoide sämtliche Immunprozesse unterdrückt werden. Diese bisher ausschließlich als pharmakologische Wirkung erkannte und ausgenutzte Eigenschaft der Glukokortikoide scheint aber auch ein wesentlicher Bestandteil der Streßantwort des Organismus zu sein. In einer größeren Abhandlung haben Munck et al. (1984) darauf hingewiesen, daß alle primären Immunprozesse durch Kortisol moduliert werden. So schlösse sich also der Kreis zwischen Immunologie und Endokrinologie des Stresses, indem immunkompetente Zellen die Stimulation der Sekretion von Kortisol beeinflussen können, wodurch überschießende Immunprozesse nach Streß moduliert werden.

(c) Eine sehr interessante Hypothese über die Bedeutung und den Zusammenhang von Streß, Altern und Depression ist von der Gruppe um Sapolsky entwickelt worden (Sapolsky et al. 1986). Sie konnten nachweisen, daß die Dichte der Rezeptoren für Glukokortikoide im ZNS ganz besonders hoch ist in

Bereichen des Limbischen Systems vor allem im Hippocampus. Die vermehrte Sekretion von Glukokortikoiden im Alter oder nach chronischem Streß führt zu einer Vernichtung von hippocampalen Neuronen und von deren spezifischen Rezeptoren. Durch diesen Neuronenverlust kommt es auf der einen Seite zu erheblichen Funktionseinschränkungen, z. B. zu einer Verschlechterung der Lernfähigkeit, und zum anderen zu einer Verminderung der über die Rezeptoren vermittelten Feedbackhemmung der Kortisolsekretion; ein circulus vitiosus ist entstanden. Diese Verhältnisse könnten die Ursachen sein für die in der Klinik beobachtete gestörte Kortisolsekretion bei ca. 40 % der endogen depressiven Patienten und bei Patienten mit einem zentralen Cushing-Syndrom (Voigt et al. 1985).

Veränderungen von Speichelkortisol in Belastungssituationen

Für eine Reihe von psychophysiologischen Untersuchungen war die Einführung einer Steroidmeßmethode ganz besonders erfolgreich: die Messung im Speichel. Hierdurch schaltet man nicht nur eine Reihe von Variablen aus, die mit der Blutabnahme verbunden sind, sondern sie erlaubt auch dem Psychologen, adäquate Laborparameter aus dem Bereich der Streßhormone ohne Hilfe des Mediziners zu gewinnen. Für die Verbreitung der Hormonmessung im Speichel hat sich die Gruppe um Hellhammer, Münster, jetzt Trier, in Deutschland verdient gemacht (Hellhammer et al. 1985). Kortisol im Speichel kann, und das zeigen ausgedehnte Vergleichsuntersuchungen, als ein adäquater Parameter gegenüber den Blutwerten gelten. In dieser Untersuchung konnte gezeigt werden, daß bei Labor- und Felduntersuchungen das Speichelkortisol nach Belastungssituationen zu jeder Tageszeit in Abhängigkeit von der Stärke der Belastung ansteigt, unabhängig von der vorgegebenen "Basalsekretion". Das ist besonders wichtig für die Planung von Versuchen, da Plasmakortisol einen deutlichen diurnalen Rhythmus aufweist mit den höchsten Werten in den frühen Morgenstunden und sehr niedrigen Kortisolspiegeln am späten Nachmittag und Abend. Bei adäquater Anwendung kann diese Methode als wichtig und praktikabel für psychologische Versuche empfohlen werden: Ein kleines ca. 4 cm langes Watteröhrchen wird in den Mund gelegt und verbleibt dort für 1-5 min. In dieser Zeit sammeln sich ca. 2 ml Speichel an und können dann im Labor zur Kortisolbestimmung benutzt werden.

Psychoendokrine Korrelate und persönlichkeitspsychologische Aspekte der interindividuellen Reagibiltiät in verschiedenen Streßsituationen

Bei allen Streßversuchen interessieren neben einer aufgabenbezogenen Stimulation bestimmter Streßparameter auch darüber hinausgehende Fragen: Können persönlichkeitsabhängige individuelle Aspekte bei der Reaktion gegenüber verschiedenen Streßarten definiert werden? Sind diese vielleicht mit spezifischen persönlichkeitsbezogenen Mustern der Hormonsekretion verbunden? Läßt sich womöglich eine solche individuelle biologische Disposition in einem definierten Funktionstest auch überprüfen?

In einer sehr aufwendigen Versuchsreihe ist die Arbeitsgruppe um Berger und von Zerssen diesen Fragen nachgegangen (Bossert et al., im Druck). Um das Hauptergebnis hier vorwegzunehmen: Zur Interpretation neuroendokriner Reaktionen bei gesunden Probanden muß die interindividuelle Reagibilität besondere Berücksichtigung finden. Allerdings scheint es momentan außerordentlich schwierig, diese für verschiedene Streßsituationen exakt zu bestimmen. Wenn das schon bei gesunden Probanden der Fall ist, um wieviele Dimensionen unsicherer müssen wir den Interpretationen von klinischen Versuchen aus diesem Gebiet gegenüberstehen? Die Arbeitsgruppe Berger und von Zerssen hat bei 12 männlichen gesunden Probanden verschiedenen Streßsituationen, wie Konzentrationsleistungstest (Düker u. Lienert 1959), Quiz, Streßfilm, "cold-pressor-test" und Fahrrad-Ergometer-Belastung ausgesetzt. Neben der Eruierung von mehr als 40 psychometrischen Variablen (persönlichkeitstypische, verschiedene Coping-Stile) wurden auch ACTH und Kortisol gemessen sowie einige kardiovaskuläre Parameter bestimmt. Die Ergebnisse sind eher verwirrend und sollten bei zukünftigen Streßexperimenten auch Berücksichtigung finden. (a) Keine der 6 verschiedenen Belastungsarten wurde von allen Probanden als Streß beantwortet. (b) Es gab keine Korrelationen zwischen den verschiedenen Parametern zur Streßreaktion, also zwischen den neuroendokrinen, kardiovaskulären oder psychologischen Parametern. (c) Auch war die interindividuelle Variabilität der Hypophysen-Nebennieren-Achse unabhängig von den verschiedenen Persönlichkeitsmerkmalen und Coping-Stilen. (d) Es war auch nicht möglich, die Reagibilität der Hypothalamus-Hypophysen-Achse durch einen sog. CRF-Test (Gabe des Kortikotropin-Releasing-Faktors mit anschließender Bestimmung von ACTH und Kortisol im Plasma) näher zu definieren. Der Ausfall dieses Testes erlaubte keine entsprechenden Vorhersagen.

So haben also die sehr wichtigen Untersuchungen aus dieser Arbeitsgruppe Themen, die für die Streßforschung relevant sind, wieder zur Diskussion gestellt.

Multiple Funktionen von CRH für die Regulation autonomer und endokriner Funktionen

Bei der Bearbeitung der komplexen Vorgänge bei Streß hat es sich als hilfreich erwiesen, das Kortikotropin-Releasing-Hormon (CRH) als einen wesentlichen zentralen Vermittler der meisten dieser Reaktionen zu berücksichtigen. CRH ist ein Eiweißstoff mit 41 Aminosäuren und wird in bestimmten Kerngebieten des Hypothalamus synthetisiert. Wie schon vorn erwähnt, ist er nicht nur an der Steuerung der hypophysären ACTH-Sekretion beteiligt, sondern scheint auch ein wesentlicher Modulator der Sympathikuszentren zu sein. Da bei allen Streßuntersuchungen neben den psychologischen Parametern auch solche der autonomen Regulation und der Hormonsekretion zu beachten sind, wird CRH als ein Kandidat für die Integration dieser Prozesse angesehen.

(a) CRH und endokrine Effekte: Die Sekretion von CRH aus hypothalamischen Neuronen wird durch verschiedene Neurotransmitter reguliert. Die

Stimulation der ACTH-produzierenden Hypophysenzelle durch CRH wird unterstützt durch eine Reihe anderer Peptidhormone des Hypothalamus, wie Vasopressin, Oxytozin, vasoaktives intestinales Peptid (VIP), Cholecystokinin (CCK) und Noradrenalin. Dies ist ein weiteres Beispiel für die Redundanz bei der Steuerung lebenswichtiger Prozesse durch eine spezifische Komposition von neuroaktiven Signalen.

Bei einigen Patienten mit endogener Depression scheint die Ansprechbarkeit der Hypophyse auf CRH deutlich vermindert zu sein, so daß hier ein pathogenetischer Mechanismus für die bekannte Kortisolsekretionsstörung bei diesen Patienten vermutet wird (Gold 1986).

(b) CRH und autonome Reaktionen: Neben dieser endokrinen Aktivität von CRH werden mehrere autonome Prozesse, die für das Streßgeschehen eine Bedeutung haben, durch CRH beeinflußt. Dabei werden alle jene autonomen Reaktionen stimuliert, die zur aktiven Überwindung einer Belastungssituation nötig sind, während die hierfür nicht relevanten gehemmt werden. So werden die Sekretion von Adrenalin, Noradrenalin, Vasopressin und Glucagon stimuliert, es kommt zu einem Anstieg der Blutglukose, des Blutdrucks und der Herzfrequenz und zu einem vermehrten Sauerstoffverbrauch. Dagegen werden die mit der Verdauung verbundenen Reaktionen, wie Magensaftsekretion, Magenentleerung etc. gehemmt.

(c) CRH und Verhalten: Es werden alle jene Verhaltensweisen stimuliert, die zur Überwindung der Situation benötigt werden, also die lokomotorische Aktivität, die Aufmerksamkeit und das explorative Verhalten. Gleichzeitig kommt es zur Hemmung der Nahrungs- und Wasseraufnahme und zu einer Verminderung der sexuellen Rezeptivität.

Psychoendokrinologie motivationalen Verhaltens

Zur Aufrechterhaltung vieler homöostatischer Prozesse ist auch die Intaktheit der sie begleitenden motivationalen Funktionskreise notwendig. Gerade hier, bei solchen vitalen Funktionen wie Nahrungsaufnahme, Trinkverhalten, Modulation des Schmerzes, der Sexualität und auch der Aggressivität wird deutlich, daß nur bei simultaner Betrachtung der physiologischen Vorgänge und der sie begleitenden biochemischen und psychologischen Reaktionen solche Funktionen beschrieben werden können. Wegen der klinischen Bedeutung und der Möglichkeit einer therapeutischen Intervention ist die Regulation des Eßverhaltens in den letzten Jahren in den Mittelpunkt des Interesses gerückt.

Die hormonelle Regulation des Appetitt- und Sättigungsverhaltens

Für das Verständnis der äußerst komplexen Vorgänge bei Appetit und Sättigungsverhalten ist auch die Kenntnis der Läsionsversuche im Hypothalamus wichtig, durch die vor vielen Jahren ein Sättigungszentrum im Bereich des ventromedialen Hypothalamus und ein sog. Freßzentrum im lateralen Hypothalamus gefunden worden ist. In diesem Bericht möchten wir besonders auf die neuen Aspekte dieser Regelstrecken eingehen, die durch eine große Redundanz der beteiligten Signalstoffe gekennzeichnet sind. Zur Illustration seien nur kurz jene Substanzen aufgelistet, von denen man eine Stimulation des Eßverhaltens nachweisen konnte: Noradrenalin über Alpha-2-Rezeptoren, Opioide, Pankreatisches Polypeptid, Wachstumshormon-Releasing-Hormon (GHRH) und der Neurotransmitter Gamma-Amino-Buttersäure (GABA). Das Eßverhalten wird gehemmt durch Dopamin, Adrenalin und Serotonin sowie über die Neuropeptide Neurotensin, Calcitonin, Glucagon, CRF (siehe vorn) und Cholecystokinin (CCK). Dieses Modell von ineinandergreifenden Funktionskreisen als Kaskade ist von Morley et al. (1982) entworfen und inzwischen von dieser Arbeitsgruppe und von anderen ständig erweitert worden. Alle bisher bekannten neuroaktiven Substanzen können sowohl im gastrointestinalen System als auch im ZNS synthetisiert werden. Deshalb hat man in den Anfängen der Neuropeptidforschung auch von der sog. "gut-brain-axis" gesprochen. Durch die Blut-Hirn-Schranke werde an diese Systeme voneinander getrennt. Jedoch scheinen, wie mit CCK gezeigt, auch Interaktionen von peripher zirkulierenden Peptiden über humorale Afferenzen das ZNS beeinflussen zu können. CCK kommt als einziges Neuropeptid in der Hirnrinde in deutlich höheren Konzentrationen als im Hypothalamus und im Hirnstamm vor. Wegen seiner Ausschüttung in der Peripherie nach Nahrungsaufnahme betrachtet man CCK im Verdauungstrakt und auch im ZNS als ein wichtiges Sättigungshormon. Die auch mit eigenen Ergebnissen beim Menschen erweiterten Kenntnisse über eine mögliche CCK-Wirkung hat die Arbeitsgruppe um Fehm aus Ulm im folgenden Schema zusammengefaßt: CCK hat direkte Einflüsse auf hypothalamische Sättigungs- und Appetitzentren, auf das noradrenerge Belohnungssystem, auf das aktivitätsvermindernde dopaminerge System und auf das Aufmerksamkeitssystem im Frontalkortex (hier als Gegenspieler von Kortisol). Eine CCK-induzierte Synchronisation des Spontan-EEGs kann als Reizabwehr interpretiert werden, die eventuell sogar selektiv die Nahrungsreize betrifft.

Zusammenhang zwischen gestörtem Eßverhalten und Beeinträchtigung der Reproduktion im endokrinen System

Seit vielen Jahren hat sich die Arbeitsgruppe um Schweiger, Lässle und Pirke aus München mit diesem auch klinisch relevanten Thema beschäftigt. Besonders augenfällig scheinen die Zusammenhänge zwischen Eßverhalten und der Sekretion von Sexualhormonen bei dem Krankheitsbild der Anorexia nervosa zu sein. Dementsprechend sind auch die Patientinnen mit dieser Erkrankung und solche mit Bulimia in bezug auf ihr Eßverhalten und auf endokrine Parameter der Reproduktion untersucht worden. Das Begleitsymptom einer Anorexia nervosa, die Amenorrhoe, scheint nicht nur durch Untergewicht bedingt zu sein, sondern auch das gestörte Eßverhalten ist hierfür bedeutsam, wie die große Zahl von Zyklusstörungen bei idealgewichtigen Patientinnen mit Bulimia zeigten (Pirke et al. 1987). Darüber hinaus kam es auch bei normalen Versuchspersonen nach einer 14-tägigen Null-Diät zu einer veränderten Hormonsekretion. Es ist ein neuer und sehr wichtiger Gesichtspunkt, der von Pirkes

Arbeitsgruppe belegt worden ist, daß auch normal- und idealgewichtige Personen mit gestörtem Eßverhalten oder nach bestimmten Diätformen, die keine Gewichtsveränderungen mit sich bringen, Reproduktionsstörungen haben können. Diese Ergebnisse sind gerade auch für Industriestaaten wichtig, da hier die Morbidität an Anorexia nervosa oder Bulimia bei ca. 1-2 % der jungen Frauen liegt. Weitere 10 % nehmen Diät aus kosmetischen Gründen oder wegen Leistungssportes auf sich. Die eventuell erfolgende Therapie der klinischen Eßstörung ist abhängig von der unterschiedlichen Genese und kann sowohl in einer verhaltensmedizinischen Therapie bestehen als auch in einfacher Ernährungsberatung oder schließlich in einem Streßbewältigungstraining.

Die Rolle der Androgene für die Aggressivität beim Mann

Auch wenn häufig die Korrelation von männlichen Geschlechtshormonen und Aggressivität als Beispiel der Psychoendokrinologie herangezogen wird, so sind doch bei kritischer Durchsicht in den meisten Publikationen keine klaren Abhängigkeiten zu finden. Es handelt sich offenbar auch hier, wie bei den meisten psychologischen Variablen, um eine Wechselbeziehung mit biologischen Faktoren und Umwelteinflüssen. Bei Studien mit 110 jungen gesunden Probanden haben Christiansen et al. (1985) gezeigt, daß der psychische Streß sowohl die spontane Aggression, die Selbstaggression und das Dominanzverhalten signifikant erhöhte. Beim Vergleich mit der Androgenkonzentration fiel auf, daß gerade solche Aggressivitätskomponenten mit dem männlichen Gschlechtshormon korrelierten, die ein "typisch männliches" Verhalten widerspiegelten. Allerdings sind auch mit verschiedenen Auswertverfahren keine schlüssigen Beweise für eine ursächliche Beteiligung der Androgene an den entsprechenden psychologischen Variablen gefunden worden, so daß für diese Zusammenhänge wohl auch immer die Komponente Streß mit einbezogen werden muß. So gab es signifikante Beziehungen zwischen Aggressionsmaßen und Streßwerten sowie zwischen Testosteronwerten und Aggressivitätsmaßen, jedoch keine sicheren Beziehungen der verschiedenen Komponenten untereinander, so daß die Autoren schlußfolgerten, daß "hormonelle und psychische Faktoren einen eigenständigen, signifikanten Anteil an der erklärten Varianz aggressiven Verhaltens hätten".

Neuroendokrinologie des Schlafes

Der Schlaf bietet sich mit seiner wohldefinierten Einteilung der EEG-Phänomene in ganz bestimmte Stadien und Vermeidung einiger Umweltfaktoren dazu an, basale neuroendokrine Sekretionsmechanismen zu studieren. Die nähere Kenntnis dieser Zusammenhänge kann vielleicht helfen, die Pathogenese und die Differentialdiagnose von Schlafstörungen, auch bei psychosomatischen und psychiatrischen Krankheiten, besser zu verstehen. Ein mit bestimmten Schlafphasen gekoppeltes spezifisches Sekretionsmuster haben Wachstumshormon, Prolactin, Luteotropes Hormon (LH) und Kortisol. Das Wachstumshormon wird deutlich vermehrt ausgeschüttet in der ersten Phase des Schlafes, in der der Delta-Schlaf dominiert; bei einer Schlafdeprivation verschwindet das Phänomen. Interessanterweise ist diese mit dem Beginn des Nachtschlafes gekoppelte Wachstumshormonsekretion bisher nur beim Menschen gefunden worden, nicht jedoch bei anderen Primaten. Die Sekretion von Prolactin startet etwa 1-2 h nach dem Schlafbeginn. Die episodische Sekretion der beiden Gonadotropine LH und FSH (Follikelstimulierendes Hormon) ist charakteristisch verändert in verschiedenen Reproduktionsphasen. So ist z. B. die Sekretion von LH und FSH bei Patienten mit Anorexia nervosa ähnlich wie bei einem normalen Mädchen vor der Pubertät.

Eine besondere Stellung bei der nächtlichen Hormonsekretion nimmt Kortisol ein. Kortisol folgt strikt einem zirkadianen oder diurnalen Rhythmus, der damit als ein wichtiger Marker für die endogene 24-h-Periodik gelten kann. So wird regelmäßig die überwiegende Menge der Tagesproduktion von Kortisol in den frühen Morgenstunden sezerniert. Born et al. (1986a) haben eine Korrelation der morgendlichen Kortisolsekretion zu den Schlafstadien in dieser Zeit gezeigt. Diese Ergebnisse weisen darauf hin, daß Plasma-Kortisol einen Aufwacheffekt hat, denn seine Anstiege waren deutlich in der Schlafphase I und in den Wachphasen, während beim REM-Schlaf (rapid-eye-movement) die Kortisolkonzentrationen wieder absanken. Hier ist auch zum erstenmal gezeigt worden, daß zirkulierende Hormone einen Effekt auf Schlafphasen haben. So hat die Gabe von Glukokortikoiden eine Reduzierung des REM-Schlafes zur Folge und eine Erhöhung der intermittierenden Wachheit. Interessanterweise sind Unterschiede zwischen natürlichen Glukokortikoiden (Kortisol) und synthetischen Glukokortikoiden in ihrem Effekt auf Schlafphasen gefunden worden (Fehm et al. 1986). Das ist ein erster Hinweis dafür, daß beim Menschen verschiedene Glukokortikoidrezeptoren im ZNS bestehen.

In jüngerer Zeit ist das charakteristische Produkt der Zirbeldrüse (Corpus pineale) - Melatonin - als eine für den Schlaf charakteristische Substanz auch beim Menschen untersucht worden. Besonders Patienten mit endogener Depression und Schlafstörungen zeigen deutliche Sekretionsveränderungen von Melatonin. Erfolgreiche Therapieansätze durch eine sog. Lichttherapie waren auch immer mit einer Normalisierung der Melatoninsekretion verbunden.

Neuropeptide als Modulatoren von Aufmerksamkeit und Gedächtnis beim Menschen?

Während aus Tierexperimenten gute Belege dafür existieren, daß in das Gehirn applizierte Neuropeptide auf bestimmte höhere Funktionen des ZNS, wie Aufmerksamkeit, Lernverhalten und Gedächtnis, spezifische Einflüsse haben, sind ähnliche Experimente beim Menschen naturgemäß nicht möglich. Für Peptide besteht prinzipiell eine Blut-Hirn-Schranke, d. h. peripher verabreichte Substanzen können nicht direkt in Gehirnstrukturen diffundieren. Trotzdem gibt es viele Untersuchungen, die belegen, daß auch beim Menschen die Gabe von Peptiden ZNS-Effekte hervorrufen kann. Wahrscheinlich werden diese über hochspezifische Kontaktstellen in den sog. zirkumventrikulären Organen des ZNS vermittelt. Beim Menschen sind bisher vor allem Vertreter von 2 Peptidgruppen untersucht worden: Fragmente des Hypophysenhormons ACTH, besonders die Aminosäurensequenz ACTH 4-9, und die Hormone Vasopressin und Oxytozin. So hat das Peptid ACTH 4-9 einen hochspezifischen Effekt auf gewisse EEG-Parameter der Aufmerksamkeit: es hemmt die Selektivität der Aufmerksamkeit zugunsten der Verarbeitung auch irrelevanter Stimuli (Born et al. 1986b). So wurden leichte, sich wiederholende Aufgaben nach Peptidgabe, in längeren Sitzungen nahezu ohne Habituation erfüllt. Das Hinterlappenhormon Vasopressin galt viele Jahre als ein sog. Gedächtnispeptid und ist schon als solches in der Laienpresse erschienen. Bei kritischer Durchsicht der Literatur, und vor allem auf Grund der Ergebnisse von Fehm-Wolfsdorf et al. (1988) muß man heute feststellen, daß Vasopressin beim Menschen keinen Effekt auf die Gedächtnisleistung hat; seine anderen ZNS-Wirkungen, gemessen im EEG, müssen in weiteren Untersuchungen näher definiert werden.

Die vom experimentellen Ansatz so vielversprechenden Möglichkeiten des Einsatzes von Neuropeptiden zur Erforschung höherer ZNS-Funktionen sind momentan noch durch die notwendige parenterale Gabe dieser Substanzen und wegen der Problematik der Blut-Hirn-Schranke limitiert. Erst wenn chemische Analoga zur Verfügung stehen, die ihren spezifischen Rezeptor im ZNS erreichen können, sind hier in der Zukunft größere Fortschritte zu erwarten.

Literatur

Born J, Kern W, Bieber K, Fehm-Wolfsdorf G, Schiebe M, Fehm HL (1986b) Night-time plasma cortisol secretion is associated with specific sleep stages. Biol Psychiatry 21:1415-1424

Born J, Fehm HL, Voigt K (1986a) ACTH and attention in humans: A review. Neuropsychobiology 15:165-186

Bossert S, Berger M, Krieg JC, Junker M, v Zerssen D (im Druck) Kortisol response to various stressful situations: Relationship to personality variables and coping styles. Neuropsychobiology

Christiansen K, Knussmann R, Couwenbergs C (1985) Sex hormones and stress in the human male. Horm Behav 19:426-440

Düker H, Lienert GA (1959) Konzentrations-Leistungs-Test (KLT) Hogrefe, Göttingen

Fehm HL, Benkowitsch R, Kern W, Fehm-Wolfsdorf G, Pauschinger P, Born J (1986) Influences of corticosteroids, dexamethasone and hydrocortisone on sleep in humans. Neuropsychobiology 16:198-204

Fehm-Wolfsdorf G, Bachholz G, Born J, Voigt K, Fehm HL (1988) Vasopressin but not oxytocin enhances cortical arousal: An integrative hypothesis on behavioral effects of neurohypophyseal hormones. Psychopharmacology 94:496-500

Gold PW (1986) Responses to corticotropin-releasing hormone in the hypercortisolism of depression and Cushings disease: Pathophysiologic and diagnostic implications. N Engl J Med 314:1329-1345

Hellhammer DH, Hubert W, Schürmeyer T (1985) Changes in saliva testosterone after psychological stimulation in men. Psychoneuroendocrinology 10:77-81

Morley JE, Levine AS, Gosnell BA, Billington CJ (1984) Neuropeptides and appetite: Contribution of neuropharmacological modeling. Fed Proc 43:2903-2907

Munck A, Guyre PM, Holbrook NJ (1984) Physiological functions of glucocorticoids in stress and their relation to pharmacological actions. Endocr Rev 5:25-44

Sapolsky RM, Krey LC, Mc Ewen B (1986) Neuroendocrinology of stress and aging: The glucocorticoid cascade hypothesis. Endocr Rev 7:284

Pirke KM, Fichter MM, Chlond C, Schweiger U, Lässle RG, Schwingenschlögel M, Höhl C (1987) Disturbances of the menstrual cycle in bulimia nervosa. Clin Endocr 27:245-251

Voigt K, Bossert S, Bretschneider S, Bliestle A, Fehm HL (1985) Disturbed cortisol secretion in man: Contrasting Cushing's disease and endogenous depression. Psychiatry Res 15:341-350

Psychoimmunologische Forschung in der Bundesrepublik Deutschland 1987

Karl-Heinz Schulz und Roman Ferstl

Vorbemerkung

In den letzten 10-15 Jahren hat sich ein Forschungsgebiet etabliert, das unter so verschiedenen Begriffen wie Psychoimmunologie, Neural Modulation of Immunity, Psychoneuroimmunologie oder Behavioral Immunology grundwissenschaftliche Fragestellungen der Interaktion von Verhalten und Immunsystem untersucht. Als Basisdisziplin der Verhaltensmedizin ist diese Forschungsrichtung in die Fachliteratur (Behavioral-Medicine-Reihe, ed. Ader) eingegangen. Das Hauptanliegen der einzelnen Forschergruppen besteht darin, die zahlreichen grundlagenwissenschaftlichen Fragestellungen zu bearbeiten, die zum einen den Beleg für die Vernetzung des Verhaltens mit der Immunsystemaktivität erbringen sollen und zum anderen zur Basis für weitere Entwicklungen der Verhaltensmedizin werden. Der immunologisch nicht geschulte Leser wird sicherlich durch einzelne Passagen dieses Berichtes überfordert sein. Dafür möchten wir um Nachsicht bitten. Sollte bei der Lektüre ein fachliches Interesse an weiteren Auskünften oder Literaturhinweisen entstehen, so sind die Autoren gerne bereit weiterzuhelfen. Vorweg sei aber noch betont, daß die bis heute vorliegenden Erkenntnisse auf diesem Gebiet keinesfalls unmittelbar in therapeutische Handlungsstrategien umgesetzt werden können. Ob dies in sinnvoller Weise tatsächlich erfolgen kann, werden zukünftige Arbeiten nachweisen müssen.

Psychoimmunologische Forschung in der Bundesrepublik Deutschland 1987

Psychoimmunologische Forschung findet unter der generellen Annahme statt, daß jene Systeme, welche die körperliche Homöostase aufrechterhalten - nämlich das zentrale und das autonome Nervensystem (NS), das endokrine (ES) und das Immunsystem (IS) -, in wechselseitiger Beziehung zueinander stehen. Den Schnittstellen *zwischen* den Systemen gilt das primäre Forschungsinteresse. Somit ist die Psychoimmunologie von ihrem Gegenstand her a priori interdisziplinär angelegt, und die Arbeiten, die im folgenden vorgestellt werden, sind nur in Arbeitsgruppen realisierbar, in denen Psychologen, Psychiater, Immunologen und Endokrinologen erfolgreich zusammenwirken.

Die hier referierten Arbeiten lassen sich in 3 Klassen einteilen: Erstens wird der Frage nachgegangen, inwieweit zentralnervöse Prozesse (Entspannung, Streß) Einfluß auf immunologische Funktionen ausüben; zweitens, inwieweit Produkte des Immunsystems (z. B. Interferone) bzw. für seine Eigenschaft der Selbst/Nicht-Selbst-Diskrimination verantwortliche Moleküle auf zentralnervöse Prozesse einwirken. Weitere Arbeiten thematisieren beide Aspekte: Lassen sich bei Patienten mit psychopathologisch klassifizierbaren Erkrankungen Veränderungen in immunologischen Parametern nachweisen, oder aber bedingen Alterationen des Immunsystems psychopathologische Zustände mit? Auch eine Arbeit zur Konditionierung immunpharmakologischer Effekte ordnen wir in den letzten Bereich ein, da für dieses Phänomen sowohl afferente (vom IS zum NS-ES) als auch efferente (vom NS-ES zum IS) Prozesse angenommen werden müssen.

Einflüsse auf das Immunsystem

Bongartz (1988) untersuchte die zentralnervöse Beeinflußbarkeit der Leukozytenzahl im peripheren Blut. Neun hochsuggestible Versuchspersonen (Vpn) nahmen an 2 Bedingungen, Hypnose und Kopfrechnen, im Abstand von 2 Wochen teil. Am 1. Tag der Durchführung einer Bedingung wurde morgens eine allergische Reaktion vom verzögerten Typ mit einem Merieux-Stempel provoziert, und es wurden 5 Hypnosen, in denen Entspannung suggeriert wurde, durchgeführt. Nach 2 Wochen lösten dieselben Vpn 5 Kopfrechnenaufgaben im Abstand von je $1^1/_2$ h. Jeweils vor und nach jeder Versuchsbedingung (Hypnose, Kopfrechnen) wurde eine Blutprobe zur Bestimmung des Differentialblutbildes und der Gesamtleukozytenzahl entnommen.

Die Wiederholung der Kopfrechnenphasen ging mit einer signifikanten Erhöhung der Leukozytenzahl im Verlaufe des Untersuchungstages einher. Hingegen ergaben sich für kurzfristige Meßpunktvergleiche (vor und nach der jeweiligen Kopfrechnenphase) keine signifikanten Änderungen. Die kurzfristige Änderung war demgegenüber für die Hypnosebedingung signifikant größer, was sich auch in einer signifikanten Interaktion "Bedingung/kurzfristige Änderung" (vor, nach) ausdrückt.

Im Differentialblutbild kommt es zu Verschiebungen ab der 2. Wiederholung, d. h. etwa $1^1/_2$ h nach der 1. Hypnose/Kopfrechnenphase: Unter Hypnose nimmt der Anteil der Lymphozyten signifikant zu und der Anteil der polymorphkernigen Leukozyten signifikant ab, während in der Kopfrechnenbedingung der gegenteilige Effekt zu beobachten ist, d. h. Abnahme der Lymphozyten und Zunahme der polymorphkernigen Leukozyten. Die Verschiebungen im Differentialblutbild gehen nicht einher mit der kurzfristigen Änderung der Leukozytenzahl: Nach der 1. Hypnose- bzw. der 1. Kopfrechnenphase zeigte sich keine Differentialblutbildverschiebung. Bei der 2. Hypnose/Kopfrechnenphase treten Verschiebungen im Differentialblutbild schon vor der

Hypnose bzw. vor dem Kopfrechnen auf. Sie können als eine Reaktion auf die 1. Hypnose bzw. das 1. Kopfrechnen angesehen werden.

Neben den hämatologischen Parametern wurde in der Untersuchung das Ausmaß der allergischen Reaktion (Fläche der geröteten/geschwollenen Haut) gemessen. Dabei zeigte sich in der Hypnosebedingung eine geringere gerötete und geschwollene Hautfläche als in der Kopfrechnenbedingung. Da die Zahl der polymorphkernigen Leukozyten und Monozyten, die zu den befallenen Hautstellen wandern und dort lysosomale Enzyme bzw. Histamin und Serotonin abgeben, die Stärke der allergischen Reaktion determiniert, ist vermutlich die Reduktion dieser Zellen unter Hypnose an der Minderung der allergischen Reaktion beteiligt.

In der Hamburger Arbeitsgruppe (Schulz et al. 1988) wurde ein immunologischer Parameter für psychoimmunologische Studien entwickelt und in 3 verschiedenen settings validiert. Der Parameter besteht in einer durch Zellvolumenanalyse ermittelten prozentualen Bestimmung von Immunozyten großer Volumina (IGV) aus einer Volumenverteilung dieser Zellen je Probe. Der Anteil der IGV bei gesunden, unbelasteten Probanden beträgt 9,8 % (SD = 1,4) an der Gesamtverteilung der Immunozyten.

Voruntersuchungen ergaben eine positive Korrelation zwischen IGV und *erlebter Belastung*. Dies war Anlaß, die Variation dieses Parameters experimentell, quasi experimentell und klinisch empirisch zu überprüfen.

In der ersten Studie ("akute Belastung") wurde Patienten, die auf eine Koloskopie warteten und bei denen kein Befund für eine bekanntermaßen immunitätsmodulierende Erkrankung vorlag (3 Patienten mit Hämorrhoiden, 4 mit benignen Polypen und 11 "ohne Befund"; 9 weiblich, 9 männlich, Durchschnittsalter 54 Jahre) 3 h vor der Untersuchung (t1), unmittelbar *vor* der Untersuchung (t2) und eine Woche danach (t3) Blut entnommen. Angenommen wurde, daß unter der Vorbereitung zur Koloskopie die Erwartung des Eingriffs als Belastung empfunden wird und daß diese Belastung kurz vor Beginn des Eingriffs höher ist als am Morgen des Untersuchungstages. Die Ergebnisse: t1: $\bar{x} = 25{,}3$ % (SD = 8,3 %); t2: $\bar{x} = 28{,}7$ % (SD = 9,7 %); t3: $\bar{x} = 26{,}8$ % (SD = 10,7 %). Verglichen mit gesunden, unbelasteten Probanden lag bei den Patienten, die den Eingriff erwarteten, schon ein erhöhter Ausgangswert vor, welcher unmittelbar vor dem Eingriff signifikant anstieg ($p < .01$) und eine Woche nach der Untersuchung auf dem gleichen Niveau blieb. Dies könnte dadurch bedingt sein, daß durch die Endoskopie selbst eine Immunmodulation durch Endotoxine, die durch Mikroläsionen aus dem Darm in das Blut übertreten, stattfindet (vgl. Kiss et al. 1983).

Die zweite Studie ("chronische Belastung") basierte auf einer Stichprobe von 61 nach dem Zufallsprinzip ausgewählten Medizinstudenten des 4. vorklinischen Semesters vor der "Ärztlichen Vorprüfung". Die Untersuchungszeitpunkte lagen (a) 1 Monat und (b) 1 oder 2 Tage vor der Prüfung. Von den Studenten waren 23 weiblich und 38 männlich, ihr Durchschnittsalter betrug 23,5 Jahre. Die Hypothese, daß die IGV mit zunehmender Dauer der Belastung und Nähe zur Prüfung zunehmen, bestätigte sich: Der Anteil der IGV stieg von 13,4 % (SD = 5,6 %) auf 19,1 % (SD = 5,5 %) an ($p < .001$).

In einer dritten Studie wurde dieser Parameter tierexperimentell überprüft. Eine Streßreaktion wurde durch intrazerebroventrikuläre Injektion des hypothalamischen Hormons *Corticotropin-Releasing-Faktor (CRF)* simuliert. Kontrolltiere erhielten entsprechend Kochsalzlösung (NaCl) in den linken lateralen Ventrikel injiziert. Vor (t0) und 6 h nach (t1) Injektion von CRF (2nmol) bzw. NaCl wurde den Tieren 1 ml Blut über einen Jugulariskatheter entnommen. Die protokollgerechte Lage der Mikrokanüle im lateralen Ventrikel wurde über Hirnvertikalschnitte verifiziert und entschied über die Aufnahme der Versuchstiere in das Protokoll. Die Hypothese einer Vermehrung der IGV in der Experimentalgruppe 6 h nach Injektion von CRF konnte bestätigt werden: In der Experimentalgruppe (N=28) stieg der Anteil der IGV von t0 ($\bar{x}$=13,2 %; SD=6,1 %) nach t1 an ($\bar{x}$=22,9 %; SD=7,0 %; $p<.001$), während die IGV-Werte in der Kontrollgruppe (N=13) nicht bedeutsam variierten: t0: $\bar{x}$=14,9 %; SD=3,9 %; t1: $\bar{x}$=13,6 %; SD=3,4 %.

Zusammengefaßt ergibt sich also unter verschiedenen Bedingungen, die die Hypothalamus-Hypophysen-Nebennierenrinden-Achse bzw. das adrenerge System aktivieren, d. h., unter verschiedenen Stressoren, sowohl in Humanstudien als auch im Tierexperiment eine Vermehrung der IGV im peripheren Blut. In Zusatzuntersuchungen, in denen die B-Zellen mittels eines Abtrennverfahrens aus den Proben weitgehend entfernt wurden, reduzierte sich der IGV-Anteil regelmäßig. Dies Ergebnis konnte in ersten flow-cytometrischen Untersuchungen mit Hilfe eines "Fluoreszenz-aktivierten Cell-Sorters" (FACS) bestätigt werden. Dieser Effekt - eine relative Vermehrung der IGV, vermutlich überwiegend bestehend aus B-Zellen - könnte mit einem von Levitt u. Cooper (1987) berichteten Effekt der *Glukokortikoide*, deren Konzentration im Blut unter Streß erhöht ist (Axelrod & Reisine 1984), zusammenhängen: Glucocorticoide können demnach die Differenzierung aktivierter B-Zellen zu Plasmazellen steigern. Da in den referierten Studien *in vivo* vermehrt IGV nach Stressorexposition, *in vitro* aber in einer Vielzahl anderer Studien (z. B.: Bartrop et al. 1977; Kiecolt-Glaser et al. 1984; Keller et al. 1981; Laudenslager et al. 1983) eine Einschränkung der Proliferationsfähigkeit von Lymphozyten gefunden wird, könnte dies bedeuten, daß die Annahme einer allgemeinen Immunsuppression unter "Streß" differenzierter zu betrachten wäre. Daß Kortisol nicht allein eine allgemein immunsuppressive Wirkung hat, berichtet z. B. Comsa et al. (1982). Nach Besedovsky et al. (1983) hat Kortisol auch zur Immunspezifität beitragende Funktionen, womit die Effizienz der Immunantwort verbessert wird. Auch für beta-Endorphin, ein unter Streßbedingungen vermehrt sezerniertes Peptidhormon (Munck et al. 1984) konnten immunstimulierende Effekte nachgewiesen werden (Plotnikoff u. Miller 1983; Mathews et al. 1983). Es gibt also Evidenz für die Annahme, auch eine Steigerung immunologischer Funktionen nach *Stressorexposition* zu erwarten.

Wirkungen von Alterationen des Immunsystems

Die Ulmer Arbeitsgruppe (Fehm-Wolfsdorf et al. 1988) untersuchte psychische Veränderungen als Nebenwirkungen einer Interferonbehandlung.

Zum Einsatz von Interferonen zur Behandlung von Tumorerkrankungen oder speziellen Leukämieformen liegen inzwischen eine Reihe von Erfahrungsberichten vor. Interferone sind Familien von Proteinen aus der Klasse der Zytokine, die inzwischen in ausreichender Menge und Reinheit zur klinischen Testung hergestellt werden können, besonders in rekombinanter Form. Zytokine sind Eiweißhormone, die in Zellen des Immunsystems gebildet werden, und der Kommunikation zwischen den Zellen und auch zum Neuroendokrinium dienen. Auf diese Weise entfalten sie immun- und endokrinmodulatorische Eigenschaften. Kortisol hemmt die Bildung aller Zytokine; Zytokine ihrerseits können die Kortisolsekretion stimulieren (Besedovsky et al. 1986); somit ist über die Hypothalamus-Hypophysen-Nebennierenrinden-Achse eine Verbindung des Immunsystems nicht nur mit dem endokrinen System, sondern auch mit dem ZNS gegeben.

An der Universität Ulm wurden bei 5 Patienten mit einer Haarzell-Leukämie, die mit alpha-Interferon behandelt wurden, sowie bei 6 mit gamma-Interferon behandelten Tumorpatienten in einem interdisziplinären Projekt endokrinologische, neurologische und psychologische Begleituntersuchungen durchgeführt. Die hier berichteten psychologischen Untersuchungen verfolgen dabei die Frage, ob nach subkutaner Applikation von Interferonen Wirkungen im ZNS nachweisbar sind, wie sie von einigen Autoren berichtet wurden (Adams et al. 1984; Mattson et al. 1987).

Das Design der Untersuchung war so gestaltet, daß jeder Patient über die verschiedenen Meßzeitpunkte mit sich selbst verglichen wurde, d. h. als seine eigene Kontrolle diente. Eine Baseline-Erhebung fand vor Beginn der Interferonbehandlung statt, die weiteren Termine waren auf den 1. und 8. Tag nach Behandlungsbeginn festgelegt. Die Mehrzahl der Patienten konnte auch noch anläßlich späterer ambulanter Kontrolltermine psychologisch untersucht werden, um mögliche Langzeitwirkungen von Interferonen zu prüfen. Einige Patienten reagierten auf die Interferonapplikation mit hohem Fieber; wenn dadurch oder wegen einer Verschlimmerung der Grundkrankheit eine psychologische Testung nicht durchgeführt werden konnte, wurden die Patienten nicht in die berichtete Stichprobe aufgenommen.

Jede Untersuchung umfaßte 5 Teilschritte in jeweils gleicher Abfolge: 1. ein halbstrukturiertes Interview, in dem das aktuelle Befinden des Patienten erfragt wurde, weiterhin seine soziale und familiäre Situation etc.; 2. Gießener Beschwerdebogen (GBB) (Brähler u. Scheer 1983) zur systematischen Erfassung subjektiver Beschwerden; 3. Gedächtnisspanne nach dem Wechsler-Intelligenz-Test (Wechsler 1956); 4. Konzentrationsfähigkeit gemessen mit dem Test d2 (Brickenkamp 1972); 5. freie Wiedergabe von 2 Listen mit je 15 Substantiven zur Prüfung des Kurz- und Langzeitgedächtnisses.

Bei insgesamt 32 Untersuchungen an 11 Patienten konnten keine Nebenwirkungen der Interferontherapie auf der Verhaltensebene beobachtet werden. Gedächtnisspanne (Zahl der richtig wiedergegebenen Items) und Konzentrationsvermögen (Zahl bearbeiteter Zeichen minus Fehler) verbesserten sich auf Grund von Übungseffekten zu jedem Meßzeitpunkt, wobei die Patienten die vorliegenden altersangepaßten Normwerte erreichten. Auch die Menge richtig wiedergegebener Wörter entsprach den erwarteten Werten. Von den insgesamt 57 Beschwerde-Items des GBB wurden am häufigsten genannt: Schwächegefühl, mäßiges Schlafbedürfnis, Gelenk- oder Gliederschmerzen, Kreuz- oder Rückenschmerzen, starkes Schwitzen, rasche Erschöpfbarkeit, Müdigkeit, Mattheit, Beschwerden, die entweder dem Fieberschub nach Interferonapplikation entsprechen oder die aus der Grundkrankheit resultieren und daher auch schon bei der Baseline-Erhebung genannt wurden. Im Interview fiel auf, daß die Patienten dazu tendierten, ihre Beschwerden herunterzuspielen, was für Karzinompatienten schon öfter beschrieben wurde, und eher ihre Hoffnungen in einen Erfolg der Interferonbehandlung und eine Normalisierung ihrer Lebensbedingungen in den Vordergrund stellten.

Die Test- und klinisch-psychologischen Befunde sprechen nicht für toxische Effekte von Interferon, soweit solche in dem gegebenen Rahmen erfaßbar sind. Diskrepante Berichte anderer Studien (Buzaid et al. 1987) könnten teilweise dadurch erklärt werden, daß nur unsystematische klinische Auffälligkeiten berichtet wurden und auch erfahrungsgemäß die Selbstberichte von Patienten nicht immer mit den Ergebnissen objektiver Tests übereinstimmen.

Die Untersuchung der Kieler Arbeitsgruppe (Ferstl et al. 1988) beschäftigte sich mit der Fragestellung, inwieweit das Knochenmark als hämatopoetisches System der Ursprung körpereigener, spezifischer Duftkomponenten ist.

Ausgangspunkt dieser Arbeit sind Beobachtungen bei der Inzucht von Mäusestämmen, die zeigen, daß bestimmte Paarbevorzugungen mit dem *Haupthistokompatibilitätskomplex (MHC)* der Tiere zusammenhängen. Er bestimmt den Gewebetypus eines Individuums und hat eine entscheidende Funktion bei der Selbst/Nichtselbst-Unterscheidung des Immunsystems. Auch bei Transplatationen spielen die vom MHC genetisch determinierten Glykoproteine eine wesentliche Rolle bei der Immunerkennung. Dabei sind sie u. a. für die Auslösung einer Transplantat-gegen-Wirt-Reaktion verantwortlich, die in histoinkompatiblen Systemen häufig zur Abstoßung des Transplantats bzw. zum Tod des Empfängers führt. Bisherige Arbeiten (Yamazaki et al. 1985) wiesen nach, daß der MHC mit einem spezifischen Geruch assoziiert ist, der nicht nur verschiedene Mäuseinzuchtstämme kennzeichnet, sondern auch im Falle einer semiallogenen *Knochenmarkstransplantation*, bei der der Spender zur Hälfte mit dem Empfänger MHC identisch ist, mit den übertragenen Knochenmark- und Milzzellen auf den Empfänger übergeht. Durch zu erwartende Abstoßungsreaktionen war die Überprüfung dieses Befundes bei einer vollallogenen Knochenmarkstransplantation (KMT) bisher nicht möglich. Da die MHC-determinierten Oberflächenproteine auf allen kernhaltigen Zellen sitzen, wäre bei einer vollallogenen KMT zu erwarten, daß der Empfänger einen neuen, aus Spender- und Empfängeranteilen bestehenden *Geruch* entwickelt. Durch ein in Kiel entwickeltes, spezielles Verfahren (Müller-Ruchholtz et al. 1976) ist es möglich, unter sicherer und vollständiger Verhinderung einer Transplantat-gegen-Wirt-Reaktion eine vollallogene KMT vorzunehmen, d. h., daß Spender- und Empfängertier im MHC völlig unterschiedlich sein können. Daher konnte untersucht werden, ob bei der KMT zwischen stark histoinkompatiblen Indivuen der MHC-assoziierte Geruch mit dem Transplantat auf den Empfänger übergeht.

Zur Untersuchung dieser Fragestellung wurden 4 Balb/c Mäuse in einem Y-Labyrinth, in dessen beiden Enden über ein Belüftungssystem der Geruch von Urinen der Mäusestämme C3H und C57 eingeleitet wurde, zunächst trainiert, die beiden Gerüche zu unterscheiden. Die wasserdeprivierten Tiere erhielten für jeweils richtige Wahlen einen Tropfen Wasser als Belohnung. Nach dem Erreichen eines Lernkriteriums von 75 % richtiger Wahlen wurde die Verstärkerquote reduziert, so daß in nichtbelohnten Einzeldurchgängen Vergleichsgerüche von knochenmarkstransplantierten Tieren (sog. Chimären) eingesetzt werden konnten. Dadurch läßt sich der Chimärenurin auf seine Verwechslung mit Spender- oder Empfängerstammurin hin überprüfen.

Die Überprüfung der Trefferraten in diesem sog. "transfer-of-training-test" ermöglicht die experimentelle Testung der Hypothese. Als Kontrollversuch wurden zunächst die Urine syngen transplantierter Tiere untersucht. Dabei wird vollhistokompatibel innerhalb eines Inzuchtstammes transplantiert. Dieser Test war notwendig, um die prozeduralen Nebeneffekte der KMT auf mögliche duftverändernde Effekte hin zu überprüfen. Bei der KMT innerhalb der C57- und C3H-Stämme waren keine Nebenwirkungen in diesem Sinne zu beobachten. Die Trefferraten lagen in allen Fällen (Diskriminierung der Stammurine und der Testurine) bei rund 80 %.

Bei den vollallogenen Transplantationen zeigte sich ein differenziertes Ergebnis in Abhängigkeit vom Uringeruch, auf den die Balb/c-Mäuse trainiert waren. Für Tiere, die den C57-Uringeruch für Wasserbelohnung anliefen, konnten die Hypothesen nicht bestätigt werden. Hingegen wurde der Geruch des Stammes C3H im Falle einer KMT von C3H auf C57 bei den Empfängern wiedererkannt (Trefferrate 73 %). Wird Knochenmark von C57- auf C3H-Tiere übertragen und war die Balb/c-Maus auf C3H trainiert, so lief sie weiter in Richtung der Knochenmarkspender (Trefferrate 82 %), d. h., die Trefferrate sinkt nicht ab. Bei den Knochenmarkempfängern entsteht also offenbar ein Geruchsgemisch aus Spender- und Empfängeranteilen.

Die Ergebnisse bestätigen und erweitern in einem wesentlichen Teil die bisherigen Befunde. Zum einen konnte nachgewiesen werden, daß mit der vollallogenen Übertragung von Knochenmark jedenfalls bei C3H-Spendern die Quelle eines spezifischen Körpergeruchs transplantiert wird. Gleichzeitig entsteht beim Empfänger offenbar ein neuer Geruch, der aus alten Empfänger- und neuen Spenderanteilen zusammengesetzt ist. Ob sich der Körpergeruch auch bei Transplantation anderer Organe verändert, müssen zukünftige Untersuchungen zeigen.

Wechselwirkungen zwischen Nervensystem und Immunsystem

Die Münchener Arbeitsgruppe (Müller et al. 1988) untersuchte Immunfunktionen bei psychiatrischen Patienten und Kontrollen. Immunologische Untersuchungen bei psychiatrischen Patienten wurden bisher vor allem unter dem Aspekt der Autoimmunhypothese (Knight 1982) der Schizophrenie durchgeführt. Bei depressiven Erkrankungen stand der Gesichtspunkt einer verminderten Immunfunktion (Sengar et al. 1982) im Vordergrund. Befunde bei schizophrenen Patienten deuten auf Veränderungen der T-Lymphozyten (Coffey et al. 1983) und der Interferonbildung (Moises et al. 1986) hin. Eine verringerte Immunfunktion bei depressiven Patienten wird von verschiedenen Autoren berichtet (Kronfol et al. 1983; Schleifer et al. 1985). In der Münchener Studie wurden schizophrene und affektiv erkrankte Patienten mit verschiedenen immunologischen Parametern eingehend untersucht und mit einer Kontrollgruppe verglichen.

Es wurden 55 akut schizophrene Patienten mit einem paranoiden Syndrom (ICD 295.1; 295.3; 295.6; 28 w; 27 m; 18-58 J.; $\bar{x}=32{,}0$ J.), die seit mindestens 4 Wochen neuroleptisch nicht behandelt waren, untersucht. Aus dieser Gruppe (12 w, 12 m, 21-57 J., $\bar{x}=32$ J.) wurden 24 Patienten nach klinischer Besserung unter neuroleptischer Therapie vor Entlassung aus der Klinik nachuntersucht. Als interne Vergleichsgruppe dienten 37 Patienten (ICD 296.1; 296.3; 296.5; 15 w, 22 m; 24-61 J.; $\bar{x}=41{,}6$ J.) (ICD 1988) mit einer endogen-depressiven Erkrankung oder Zyklothymie. Während des freien Intervalls wurden 14 Patienten nach mehreren Krankheitsphasen und während einer akuten depressiven Phase 23 Patienten untersucht. Als nicht erkrankte Kontrollgruppe dienten 88 gesunde Versuchspersonen (31 m, 57 w; 22-59 J.).

Im Suppressorzellassay wird die durch Supressorzellen induzierte Hemmung der Lymphozytenstimulation gemessen. Die Lymphozytenstimulation erfolgte mit Pokeweed Mitogen (PWM) und Phythämagglutinin (PHA) sowie in der gemischten Lymphozytenkultur (MLC). Quantitativ werden die T-Zellen mittels monoklonaler Antikörper bestimmt (CD3: T-Zellen; CD4: T-Helferzellen; CD8: T-Suppressorzellen).

Als Ergebnis zeigte sich bei der Stimulation mit PHA eine signifikante Erniedrigung der Suppressorzellaktivität der affektiv Erkrankten gegenüber den gesunden Probanden ($p>.05$). Bei der Stimulation mit PWM fand sich eine signifikante Erniedrigung der Suppressorzellaktivität der psychiatrisch erkrankten Patienten gegenüber den Kontrollen. Im einzelnen zeigten sich folgende Ergebnisse: affektiv Erkrankte: $\bar{x}=19$ % ($p<.01$); schizophrene Patienten vor Behandlung: $\bar{x}=19$ % ($p<.005$); nach Behandlung: $\bar{x}=17$ % ($p<.01$); und Kontrollgruppe: $\bar{x}=36$ %. Noch ausgeprägter war die Verminderung der Suppressorzellaktivität in der MLC. Es ergab sich eine hochsignifikante Erniedrigung der Suppressorzellaktivität der psychotisch Erkrankten gegenüber den gesunden Probanden.

Eine Suppressorzellaktivität von Null in der Gruppe der gebesserten Schizophrenen, aus der sich wiederum signifikante Unterschiede gegenüber den anderen Gruppen ergeben, könnte auf den Einfluß der neuroleptischen Behandlung auf die Suppressorzellaktivität zurückzuführen sein.

Bei der quantitativen Bestimmung der T-Zellen und der T-Zellsubfraktion ergab sich eine deutliche Erhöhung des Anteils der T-Helferzellen (CD4) in den Gruppen der unbehandelten Schizophrenen, der behandelten Schizophrenen und der affektiv Erkrankten gegenüber den gesunden Probanden ($p<.0001$). Möglicherweise ist diese Erhöhung auf den Anstieg der T-Helferzellen zurückzuführen. Die T-Suppressorzellen (CD8) waren bei affektiv Erkrankten und

Schizophrenen vor der Behandlung gegenüber den Kontrollen nicht erhöht, eine Erhöhung fand sich lediglich in der Gruppe der behandelten Schizophrenen gegenüber den Kontrollen. Da in dieser Gruppe die Suppressorzellaktivität deutlich am niedrigsten war, könnte es sich um eine kompensatorische Erhöhung der Anzahl der Suppressorzellen handeln.

Die Erniedrigung der Suppressorzellaktivität und die Erhöhung des Anteils der T-Helferzellen deuten auf eine immunologische Dysfunktion im Sinne einer mangelhaften Proliferationskontrolle der Immunantwort hin. Da niedrige Suppressorzellaktivität als Marker, möglicherweise auch als prädisponierend für autoaggressive Prozesse nicht nur von Fudenberg (1971) postuliert, sondern in vielen Fällen - z. B. Lupus erythematodus (Breshnihan u. Jasnin 1977) und chronisch aggressive Hepatitis (Hodgson et al. 1978) - nachgewiesen wurde, könnten diese Befunde Anlaß für Untersuchungen zur *autoimmunologischen Genese der Schizophrenie* geben.

Die beobachtete erhöhte Helferzellzahl könnte die Immunantwort aufrecht erhalten. Da sich ein ähnlicher Befund bei affektiven Psychosen zeigte, muß weiter untersucht werden, ob diese Befunde spezifische Charakteristika endogener Psychosen darstellen oder ob es sich lediglich um eine unspezifische immunologische Begleiterscheinung psychiatrischer Erkrankungen handeln könnte. Die erhobenen Parameter jedenfalls erlauben keine Aussage über das Vorhandensein spezifischer Autoantikörper.

Klosterhalfen und Klosterhalfen (Universität Düsseldorf, 1988) untersuchten die Potenzierung einer bei Ratten induzierten Leukopenie (Verminderung der Leukozytenzahl) durch Konditionierung. In den Experimenten zu konditionierten immunpharmakologischen Effekten trinken wasserdeprivierte Ratten oder Mäuse meist von einer Saccharinlösung (Sac), anschließend wird ihnen eine immunpharmakologische Substanz (meist Cyclophosphamid, CY) injiziert. Der konditionierte Stimulus (CS) Sac wird mit dem unkonditionierten Stimulus (US) CY gepaart. Nach einmaliger CS-US Paarung führen unverstärkte CS-Darbietungen nicht nur zu einer ausgeprägten Geschmacksaversion gegenüber Sac, sondern auch zu einer Modulation humoraler oder zellmediierter Immunreaktion (Ader u. Cohen 1985). Die klinische Relevanz des Phänomens wird durch Experimente nahegelegt, in denen der Verlauf von Autoimmunkrankheiten (Ader u. Cohen 1985; Klosterhalfen u. Klosterhalfen 1983, 1985a) durch CS-Exposition günstig beeinflußt wurde.

Eine Frage, die sich schon bei der ersten einschlägigen Arbeit (Ader u. Cohen 1975) aufdrängte, war, ob die Konditionierungseffekte nicht das Ergebnis von unkonditionierten oder konditionierten Streßeffekten bzw. von freigesetzten Glukokortikoiden sind (Klosterhalfen u. Klosterhalfen 1985b) und damit lediglich auf einem feedforward-Mechanismus (Bovbjerg et al. 1982) beruhen.

In den im folgenden skizzierten 5 Experimenten (Klosterhalfen u. Klosterhalfen 1987) wurde dieser Frage nachgegangen, indem durch einfache Manipulation während der CS-Darbietung eine streßvolle bzw. eine wenig streßvolle Bedingung erstellt wurde. Außerdem wählten die Autoren eine in diesem Zusammenhang bisher noch nicht erforschte abhängige Variable, nämlich die Anzahl der Leukozyten im peripheren Blut (nPBL).

Hohe Dosen CY sind toxisch für das Knochenmark und bewirken eine Leukopenie. Bei Ratten sind die Leukozyten 3-4 Tage nach einer CY-Injektion auf ca. 20 % reduziert; nach etwa 10 Tagen haben sie schon wieder ihre normale Anzahl erreicht. In den folgenden Experimenten sollte untersucht werden, ob eine CY induzierte Leukopenie konditioniert werden kann. Dazu wurde Ratten, nachdem sie von einer Saccharin-Vanille-Lösung (SacV, CS) getrunken hatten, am Tag 0 CY (8o mg/kg, US) intraperitoneal (i.p.) injiziert.

Um die Effekte der Paarung feststellen zu können, erhielten die Kontrolltiere SacV 2 Tage vor der CY-Injektion. Allen Ratten wurde SacV noch 3mal unverstärkt präsentiert, und zwar an den Tagen 4, 6 und 8 in den Experimenten 1, 2 und 4 bzw. an den Tagen 10, 12 und 14 in Experiment 3. Wie erwartet, hatten die konditionierten Tiere (Gruppe C) nach Paarung von CS und US eine deutliche Geschmacksaversion gegenüber SacV. Die nPBL wurde in allen Experimenten am Tag 3 bestimmt, um zu prüfen, ob die Paarung per se einen Effekt hat (was in keinem der Experimente der Fall war). Die wichtigste Hypothese, daß die CS-Exposition auf die nPBL wirkt, wurde jeweils 24 h nach CS-Darbietung getestet, indem die nPBL der Gruppe C mit der Gruppe NC (nichtkonditioniert) verglichen wurde.

In Experiment 1 hatte tatsächlich Gruppe C nach CS-Exposition eine stärkere Leukopenie (das entspricht einer geringeren nPBL) als Gruppe NC; dieser Unterschied war am 5. Tag signifikant. Es ist jedoch nicht auszuschließen, daß diese durch Konditionierung potenzierte Leukopenie auf einer Streßreaktion beruht: Smotherman (1985) hat gezeigt, daß Tiere mit einer konditionierten Geschmacksaversion auf eine CS-Präsentation mit einer erhöhten Kortikosteronausschüttung reagieren, welche jedoch nicht eintritt, wenn sie zum selben Zeitpunkt Wasser trinken.

In Experiment 2 wurde daher geprüft, ob die relative Reduktion der nPBL sich auch nach einem two-bottle-Test demonstrieren läßt, d. h. wenn die Tiere während der CS-Exposition zwischen SacV und Wasser wählen können. Unter dieser weniger streßvollen Bedingung ließ sich der Konditionierungseffekt bei der nPBL ebenfalls nachweisen (Abb. 1).

Ein ähnliches Ergebnis wurde in Experiment 4 erzielt, in dem versucht worden war, die bei Wistar-Ratten (Experiment 1, 2, 3 und 5) gefundene große Streuung in der nPBL durch Verwendung eines Inzuchtstammes (Long Evans) zu reduzieren. Einem 2 x 2 faktoriellen Versuchsplan mit den unabhängigen Faktoren "Konditionierung" und "Wahlmöglichkeit" zugeordnete Ratten wiesen eine relativ geringfügige nPBL in Abhängigkeit von ihrer Konditionierung (vs. Nichtkonditionierung) auf, nicht aber in Abhängigkeit von einem one-bottle- vs. two-bottle-Test. Das Ergebnis von Experiment 3 weist darauf hin, daß für den Konditionierungseffekt bei der nPBL Residualeffekte von CY notwendig sind: Wenn die CS-Exposition erst am Tag 10 beginnt, ergibt sich kein signifikanter Unterschied zwischen den Gruppen C und NC.

Experiment 5 sollte prüfen, ob zur Demonstration einer potenzierten Leukopenie eine durch den CS ausgelöste konditionierte Kortikosteronausschüttung hinreichend ist.

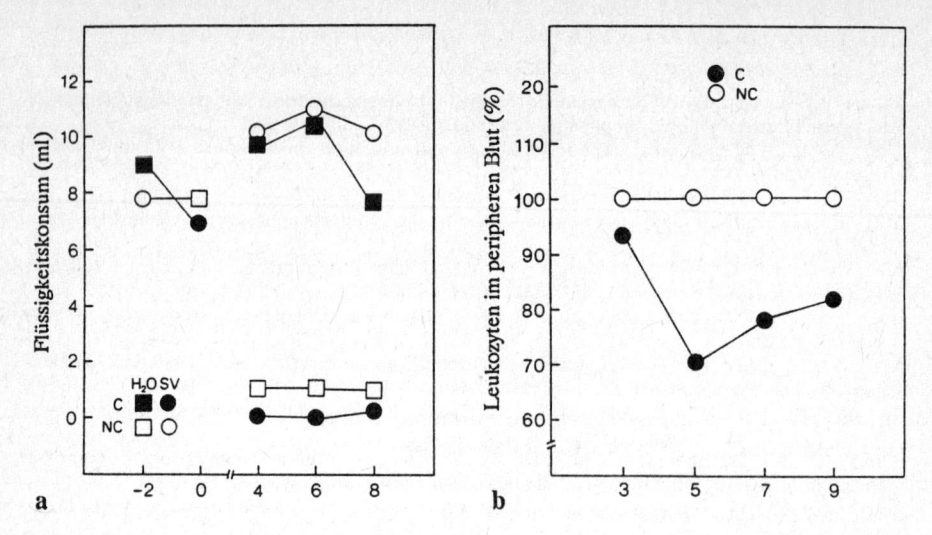

Abb. 1 a, b. Tage vor und nach Cycolphosphamidinjection. a: Mittlerer Flüssigkeitskonsum während der Akquisition (Tage -2 und 0) und der unverstärkten SV- (Saccharin-Vanille-Trinklösung) und Wasserpräsentation (Tage 4, 6, 8) für Gruppen C (konditioniert) und NC (nicht konditioniert); b: mittlerer Prozentsatz der Leukozyten im peripheren Blut für Gruppe C relativ zu Gruppe NC einen Tag vor (Tag 3) und an den Tagen nach (Tage 5, 7, 9) der unverstärkten SV-Exposition in Experiment 2.

Da LiCl ähnlich wie CY eine erhöhte Kortikosteronausschüttung bewirkt und dieser Effekt auch konditionierbar zu sein scheint (Ader 1977), wurde im letzten Experiment LiCL statt CY injiziert. Die nPBL der Gruppen C und NC unterschied sich jedoch nicht nach der CS-Präsentation.

Mit den vorliegenden Ergebnissen wurde das Spektrum der bisher demonstrierten konditionierten CY-Effekte erweitert. Außerdem sprechen die Ergebnisse dafür, daß für konditionierte immunpharmakologische Effekte - zumindest auf die nPBL - eine erhöhte Kortikosteronausschüttung weder notwendig noch hinreichend ist.

Als zusammenfassendes Fazit ist festzustellen, daß die beschriebenen Forschungsaktivitäten weitere empirische Evidenz für die Annahme einer Interdependenz von NS, ES und IS liefern. Durch die Einbeziehung pathophysiologischer Mediatorprozesse können einige psychosomatische Phänomene durch psychoimmunologische Forschung auf einem konkreteren Auflösungsniveau beschrieben werden, als es in der Vergangenheit möglich war. Dadurch erscheint es möglich, daß in der medizinischen Praxis und Theorienbildung (pathophysiologische Beschreibung von Krankheitsmechanismen und -verläufen) vermehrt psychosomatische Wechselwirkungen Berücksichtigung finden werden. Jedenfalls haben immunologische Prozesse eine herausragende Bedeutung für die Genese von Infektions- (z. B. AIDS) und Autoimmunerkrankungen, für die Entwicklung von Tumoren (vgl. Schulz u. Raedler 1986) und für den postoperativen Verlauf in der Chirurgie.

Literatur

Adams F, Quesada UR, Guttermann JU (1984) Neuropsychiatric manifestations of human leukocyte interferon therapy in patients with cancer. JAMA 252,7:938-941
Ader R (1977) Conditioned adrenocortical steroid elevation in the rat. J Comp Physiol Psychol 90:1156-1163
Ader R (ed) (1981) Psychoneuroimmunology. Academic Press, New York
Ader R, Cohen N (1975) Behaviorally conditioned immunosuppression. Psychosom Med 37:333-340
Ader R, Cohen N (1982) Behaviorally conditioned immunosuppression and murine systemic lupus erythematosus. Science 215:1534-1536
Ader R, Cohen N (1985) CNS-immune system interactions: Conditioning phenomena. Behav Brain Sci 8:379-426
Axelrod J, Reisine TD (1984) Stress hormones: Their interaction and regulation. Science 224:452-459
Bartrop RW, Lazarus L, Luckhurst E, Kiloh LG, Penny R (1977) Depressed lymphocyte function after bereavement. Lancet I:834-836
Besedovsky HO, Del Rey A, Sorkin E (1983) Neuroendocrine immunoregulation. In: Fabris N, Garaci E, Hadden J, Mitchison NA. Immunoregulation. Plenum Press, New York
Besedovsky HO, Del Rey A, Sorkin E, Dinarello CA (1986) Immunoregulatory feedback between interleukin-1 and glucocorticoid hormones. Science 233:652-654
Bongartz W (1988) Zentralnervöse Beeinflussung der Leukozytenzahl. Beitrag zum 1. Kongreß der DGVM, München
Bovbjerg D, Cohen N, Ader R (1982) The central nervous system and learning - A strategy for immune regulation. Immunol Today 3:287-291
Brähler E, Scheer J (1983) Gießener Beschwerdebogen. Huber, Stuttgart
Breshnihan B, Jasnin EE (1977) Suppressor function of peripheral blood mononuclear cells in normal individuals and in patients with systemic lupus erythematosus. J Clin Invest 59:106-116
Brickenkamp R (1972) Test d 2 Aufmerksamkeits-Belastungs-Test. Hogrefe, Göttingen
Buzaid AC, Robertone A, Kisala CH, Salmon S (1987) Phase II study of interferon alpha-2a, recombinant (roferon-A) in metastatic renal cell carcinoma. J Clin Oncol 5,7:1083-1089
Coffey CE, Sallivan JL, Rice JR (1983) T-lymphocytes in schizophrenia. Biol Psychiat 18,1:113-119
Comsa J, Leonhardt W, Wekerle H (1982) Hormonal coordination of the immune response. Rev Physiol Biochem Pharmacol 92:115-191
Crow TJ (1984) A re-evaluation of the viral-hypothesis: Is psychosis the result of retroviral integration at a site close to the cerebral dominance gene. Br J Psychiat 145:243-253
Fehm-Wolfsdorf G, Born J, Späth-Schwalbe e, Fehm HL (1988) Psychologische Veränderungen als Nebenwirkungen einer Interferonbehandlung. Beitrag zum 1. Kongreß der DGVM, München
Ferstl R, Blank M, Florian C, Welzl C, Müller-Ruchholtz W (1988) Ist das Knochenmark Ursprung körpereigener Duftkomponenten? Beitrag zum 1. Kongreß der DGVM, München
Fudenberg HH (1971) Genetically determined immune deficiency as the predisposing cause of "autoimmunity" and lymphoid neoplasia. Am J Med 51:295-298
Hodgson HJF, Wands JR, Isselbacher KJ (1978) Alteration in suppressor cell activity in chronic active hepatitis. Proc Natl Acad Sci USA 75:1949-1953
ICD (1988) Internationale Klassifikation der Krankheiten, Verletzungen, Todesursachen. 9.Rev. Kohlhammer, Köln
Keller SE, Weiss JM, Schleifer SJ, Miller NE, Stein M (1981) Suppression of immunity by stress: Effect of a graded series of stressors on lymphocyte stimulation in the rat. Science 213:1397-1400
Kiecolt-Glaser JK, Garner W, Speicher L, Penn GM, Holliday J, Glaser R (1984) Psychosocial modifiers of immunocompetence in medical students. Psychosom Med 46:7-14
Kiss A, Ferenci P, Graninger W, Pamperl H, Pötzi R, Meryn S (1983) Endotoxaemia following colonoscopy. Endoscopy 15:24-26
Klosterhalfen S, Klosterhalfen W (1983) Pavlovian conditioning of immunosuppression modifies adjuvant arthritis in rats. Behav Neurosci 97:663-666
Klosterhalfen S, Klosterhalfen W (1985a) Conditioned immunopharmacologic effects and adjuvant arthritis: Further results. In: Spector NH et al. (eds) Neuroimmunomodulation

proceedings of the first international workshop on NIM. Bethesda, IWGN, pp 183-187
Klosterhalfen S, Klosterhalfen W (1985b) On demonstrating that conditioned immunomodulation is conditioned. Invited commentary on "CNS-immune system interactions: Conditioning phenomena" by Ader R, Cohen N. Behav Brain Sci 8:404-405
Klosterhalfen S, Klosterhalfen W (1987) Classically conditioned cyclophosphamide effects on white blood cell counts in rats. Ann NY Acad Sci 496:569-577
Klosterhalfen S, Klosterhalfen W (1988) Potenzierung einer bei Ratten induzierten Leukopenie durch Konditionierung. Beitrag zum 1. Kongreß der DGVM, München
Knight JG (1982) Dopamine-receptor-stimulating autoantibodies; a possible cause of schizophrenia. Lancet II:1073-1076
Kronfol Z, Sivia J jr, Greden J, Dembinski S, Gardner R, Caroll B (1983) Impaired lymphocyte function in depressive illness. Life Sci 33:241-247
Laudenslager ML, Ryan SM, Drugan RC, Hyson RL, Maier SF (1983) Coping and immunosuppression: Inescapable but not escapable shock suppresses lymphocyte proliferation. Science 221:586-570
Levitt D, Cooper MD (1987) B cells. In: Stites DP, Stobo JD, Wells JV (eds) Basic and clinical immunology. Appleton and Lange Publishers, Los Altos
Mathews PM, Froelich CJ, Sibbit WL jr, Bankhurst AD (1983) Enhancement of natural cytotoxicity by ß-endorphin. J Immunol 130:1658-1662
Mattson K, Holsti LR, Niiranen A, Pythönen S, Färkkilä M, Härtel G, Standertskiöld-Nordenstam CG, Cantell K (1987) Comparison of clinical toxicity of natural alpha and recombinant gamma interferon. Results of phase II trials in lung cancer. In: Cantell K, Schellekens (eds) The biology of the interferon system. Martinus Nijhoff Publishers
Moises HH, Beck J, Schinler L, Kircher H (1986) Decreased interferon production in schizophrenic patients. Pharmacopsychiatry 19:226-227
Müller N, Ackenheil M, Eckstein R, Hofschuster E, Mempel W (1988) Immunfunktion und Immungenetik bei psychiatrischen Patienten und Kontrollen. Beitrag zum 1. Kongreß der DGVM, München
Müller-Ruchholtz W, Wottge H-U, Müller-Hermelinck HK (1976) Bone marrow transplantation in rats across strong histocompatibility barriers by selective elimination of lymphoid cells in donor marrow. Transplant Proc 8:537-541
Munck A, Guyre PM, Holbrook NJ (1984) Physiological functions of glucocorticoids in stress and their relation to pharmacological actions. Endocr Rev 5:25-44
Plotnikoff NP, Miller GC (1983) Enkephalins as immunomodulators. Int J Immunopharmacol 5:437
Schleifer S, Keller S, Siris S, Davis K, Stein M (1985) Depression and immunity. Arch Gen Psychiat 42:129
Schulz K-H, Raedler A (1986) Tumorimmunologie and Psychoimmunologie als Grundlage für die Psychoonkologie. Psychother Psychosom Med Psychol 36:114-129
Schulz K-H, Lenz HJ, Messmer A, Zeichner D, Fittschen B, Raedler A (1988) Psychoimmunologische Untersuchungen zur Blastentransformation peripherer Immunozyten. Beitrag zum 1. Kongreß der DGVM, München
Sengar D, Waters B, Dunne J (1982) Lymphocyte subpopulations and mitogenic response of lymphocytes in manic-depressive disorders. Biol Psychiat 17:1017
Smotherman WP (1985) Glucocorticoid and other hormonal substrates of conditioned taste aversion. Ann NY Acad Sci 443:127-144
Wechsler D, Deutsche Bearbeitung von Hardesty A, Lauber H (1956) Hamburg-Wechsler-Intelligenztest für Erwachsene (HAWIE). Huber, Bern
Yamazaki K, Beauchamp GK, Thomas L, Boyse EA (1985) The hematopoetic system is a source of odorants that distinguish major histocompatibility types. J Exp Med 162:1377-1380

Probleme und Aufgaben der klinischen Neuropsychologie

Josef Zihl, Detlev von Cramon, Norbert Mai und Mario Prosiegel

Die klinische Neuropsychologie beschäftigt sich mit der Diagnostik und Behandlung von Leistungsbeeinträchtigungen bzw. -ausfällen, wie sie nach Hirnschädigung auftreten können. Die Neuropsychologie beinhaltet, wie es der Begriff bereits ausdrückt, Teilbereiche der Neurologie auf der einen und der Psychologie auf der anderen Seite.

Während sich die Neurologie vorrangig mit der ursächlichen Klärung und lokalisatorischen Zuordnung von Krankheiten des Nervensystems befaßt, ist die Analyse der durch eine Schädigung des Gehirns betroffenen psychischen Funktionen Aufgabe der Psychologie. Daraus folgt, daß die differenzierte Erfassung von Leistungsstörungen bei Patienten mit Hirnschädigung im wesentlichen mit den Methoden der Psychologie geleistet werden muß, während der Beitrag der Neurologie in der Aufklärung der Hirnschädigung unter ätiologischen und strukturellen Gesichtspunkten liegt. In der korrelativen Betrachtung der daraus sich ergebenden Erkenntnisse sowie der Einschätzung der Funktionsstörungen unter dem Aspekt der Behinderung für den jeweiligen Patienten liegt das gemeinsame Wirkungsfeld beider Disziplinen.

Die diagnostische Erfassung der Folgen einer Hirnschädigung stellt jedoch nur einen Teil des Problems dar. Der zweite Aspekt betrifft die Frage nach den Möglichkeiten der therapeutischen Beeinflussung der angesprochenen Leistungsstörungen, d. h., den Möglichkeiten der Rehabilitation hirngeschädigter Patienten. Die Behandlung solcher Patienten hat stets zwei Ziele: eine beeinträchtigte Fähigkeit soweit wie möglich wieder herzustellen oder durch (eine) andere zu ersetzen, und die jeweiligen Lebensbedingungen des Patienten so zu gestalten, daß er, selbstverständlich unter Berücksichtigung seiner Einsicht, Bedürfnisse und Motivation, trotz seiner Behinderung wieder "Lebensqualität" gewinnen kann. Das therapeutische Vorgehen hängt nun aber von der Kenntnis der Art und des Schweregrades der jeweiligen Störung(en) und ihrer Auswirkungen auf die berufs- und alltagsrelevanten Fähigkeiten und Fertigkeiten des Betroffenen ab. Je genauer diese Analyse gelingt, desto besser können die Behandlungsschritte geplant, Therapieerfolge festgestellt und die Reduzierung der Behinderung als Ergebnis der Behandlung erfaßt werden (vgl. dazu Miller 1984; Zihl 1988a).

Hier liegt eines der wesentlichen und auch drängenden Probleme der Neuropsychologie: Es ist noch viel zu wenig über die Auswirkungen der Hirnschädigung auf die verschiedenen Fähigkeiten bekannt, in den meisten Bereichen wissen wir über die Fähigkeiten selbst viel zu wenig, um angeben zu können, welche Komponenten welche Rolle für das Zustandekommen einer bestimmten Leistung spielen. Dieses Wissen wäre aber natürlich für die Entwicklung von effizienten und ökonomischen Diagnostik- und Therapieverfahren von großer Wichtigkeit.

Der interdisziplinäre Charakter der Neuropsychologie kommt in der Zusammensetzung der Autoren (D. von Cramon und M. Prosiegel als Neurologen; N. Mai und J. Zihl als Psychologen) sowie der Themen zum Ausdruck. Im ersten Abschnitt (Prosiegel) wird ein Überblick über die Zusammensetzung der für eine neuropsychologische Rehabilitationseinrichtung - in diesem Fall der neuropsychologischen Abteilung des Städtischen Krankenhauses München-Bogenhausen - typischen Patientengruppen und über ihre besonderen Charakteristika gegeben. Der zweite Beitrag (von Cramon) befaßt sich vor allem mit dem Faktor Hirnschädigung im Rahmen neuropsychologischer Rehabilitation. Die beiden letzten Abschnitte (Zihl und Mai) schließlich sollen die Rolle der Psychologie in der Aufklärung neuropsychologischer Störungen und in der experimentellen Entwicklung von Behandlungsansätzen beispielhaft verdeutlichen. Gerade im Bereich neuropsychologischer Diagnostik und Behandlung muß der experimentell ausgerichteten psychologischen Forschung eine aktive Rolle zukommen, da sie über die entsprechenden methodischen Werkzeuge verfügt, die für die Entwicklung bzw. Verbesserung von Diagnostik- und vor allem Behandlungsverfah-ren in der Neuropsychologie benötigt werden. Diese Forderung ist bereits vor 70 Jahren sowohl von Medizinern (Poppelreuter 1917) als auch von Psychologen (Dück 1918; Peters 1918) erhoben worden; sie hat von ihrer Aktualität nichts eingebüßt.

Problemstellungen und Grenzen neuropsychologischer Rehabilitation

Die Aufgabe der *klassischen* Neuropsychologie war es, die Zusammenhänge zwischen Läsionsorten des Zentralnervensystems (ZNS) und den resultierenden Hirnleistungsstörungen zu untersuchen. Gegenüber dieser überwiegend diagnostischen Vorgehensweise sind in der modernen *klinischen* Neuropsychologie zu den diagnostischen Aspekten therapeutische hinzugetreten und damit Fragestellungen zur "Dynamik" der Wiederherstellung von Hirnleistungsstörungen (also der Veränderung der Hirnleistungsstörungen über die Zeit) sowie zur prognostischen Wertigkeit bestimmter Einflußgrößen (auf das "Rehabilitationspotential") in den Vordergrund gerückt.

Vor der (summarischen) Darstellung der wichtigsten Problemstellungen und Grenzen neuropsychologischer Rehabilitation erfolgt zunächst eine kurze Beschreibung des Patientengutes einer "typischen" neuropsychologischen Rehabilitationseinrichtung sowie ihrer therapeutischen Zielsetzung.

Unter den ätiologischen Hauptdiagnosen stehen zerebrovaskuläre Erkrankungen (ZVE) (also Hirninfarkte und intrakranielle Blutungen) mit ca. 50 % an erster Stelle, gefolgt vom Schädel-Hirn-Trauma (ca. 30 %). Die restlichen Diagnosen verteilen sich in etwa gleichmäßig auf Enzephalitiden/Meningitiden, zerebrale Hypoxien, Zustand nach Hirntumoroperationen und primär-degenerative ZNS-Erkrankungen (Demenzen). Was die Lateralität der ZNS-Läsionen der ZVE betrifft, so überwiegen linkshirnige Läsionen in der neuropsychologischen Praxis fast im Verhältnis 2 : 1 über rechtshirnige. Dies kommt vermutlich dadurch zustande, daß die durch eine Schädigung der dominanten Großhirnhemisphäre bedingten Störungen (z. B. der Sprache, des verbalen Gedächtnisses) auf den ersten Blick meist in stärkerem Maße verhaltenswirksam sind als die persistierenden neuropsychologischen Leistungsdefizite rechtshirnig geschädigter Patienten (z. B. visuell-räumliche Wahrnehmungsstörungen, räumlich-konstruktive Störungen, Aufmerksamkeitsstörungen), weshalb letztere einer Rehabilitation nicht oder aber erst später (z. B. dann, wenn unüberwindliche Schwierigkeiten bei der beruflichen Wiedereingliederung aufgetreten sind) zugeführt werden. Oftmals ist dann aber der Zeitraum einer durch systematische neuropsychologische Therapien zu unterstützenden Rückbildungsphase schon überschritten.

Die häufigsten neuropsychologischen Leistungsdefizite sind:

- Störungen der Aufmerksamkeit,
- des Gedächtnisses,
- der Sehleistungen,
- der (Schrift-)Sprache,
- des Rechnens,
- der Raumoperationen,
- der Handfunktionen.

Hauptaufgabe jeder neuropsychologischen Rehabilitation ist der Versuch einer Reduzierung einer durch die Hirnschädigung bedingten Behinderung mit folgenden sozialtherapeutischen Zielsetzungen: Vorbereitung auf eine Wiederaufnahme der Berufstätigkeit oder der Ausbildung oder Vorbereitung auf ein überwiegend selbständiges Leben zu Hause (mit stundenweiser Arbeitsbeschäftigung oder mit geringer/gelegentlicher Unterstützung durch Hilfspersonen) oder Vorbereitung auf ein unselbständiges Leben zu Hause mit überwiegender Unterstützung durch Hilfspersonen (vgl. Miller 1984; Zihl 1988a).

Während es meist gelingt, ein Hirnleistungsdefizit als Symptom oder Syndrom zu klassifizieren, sind wir noch weit davon entfernt, sicher festzulegen, wie sich die Störungen auf eine definierte Fähigkeit bzw. Fertigkeit im Alltag auswirken.

Es fehlen häufig schon im Vorfeld der Therapie *objektive Kriterien der Therapieindikation* (also Fragen wie z. B. "Was soll in welcher Reihenfolge behandelt werden?", "Wie soll behandelt werden?", "Wann soll behandelt werden?", "Wann ist das Behandlungsziel erreicht?"). Derartige Fragen werden in aller Regel mehr oder weniger subjektiv und in Abhängigkeit vom individuellen Erfahrungsschatz des Therapeuten gestellt. Weiterhin mangelt es uns an *Wissen über komplex-interagierende Hirnleistungsstörungen*. Da die meisten Patienten Mehrfachbehinderungen aufweisen und dementsprechend mehrerer Therapien bedürfen, ist ein genaueres Wissen um die Interaktion verschiedener Leistungsstörungen eine wichtige Voraussetzung für Therapieentscheidungen, insbesondere bezüglich der zeitlichen Reihenfolge der geplanten Therapien.

Schließlich existieren nur für wenige Leistungsbereiche spezifische und systematische Behandlungsverfahren, deren Effizienz unter wissenschaftlichen Aspekten überprüft worden ist. Die methodischen Voraussetzungen für *neuropsychologische Therapien* müssen daher in Zukunft - in Begleitung bzw. Ergänzung zur klinischen "Rehabilitationsneuropsychologie" - weiter vorangetrieben werden (vgl. Zihl 1988a).

Was nun die Grenzen neuropsychologischer Rehabilitation betrifft, so sind diese neben dem oben angeführten Mangel an Wissen vor allem durch die Hirnschädigung selbst und durch bestimmte durch die Person des einzelnen Patienten determinierte (also personenbezogene) Faktoren vorgegeben (vgl. folgenden Abschnitt; sowie Miller 1984). Zusammenfassend sei an dieser Stelle nur festgestellt: Das Wissen über das Interagieren der genannten Einflußgrößen ist noch sehr lückenhaft. Deshalb kann, wie der "Rehabilitationsalltag" zeigt, im Einzelfall wegen der wechselseitigen Beeinflussung zahlreicher Einflußgrößen derzeit oft nur eine relativ unsichere prognostische Einschätzung des "Rehabilitationspotentials" vorgenommen werden.

Einflußgrößen in der neuropsychologischen Rehabilitation

Die Prognose einer im Erwachsenenalter erworbenen Hirnschädigung gestaltet sich unter Einfluß verschiedener *schädigungs- und personenbezogener* Faktoren (vgl. von Cramon 1988). Zu den *mittelbaren* personenbezogenen Faktoren gehören z. B. das Lebensalter des Patienten, sein Geschlecht, die Händigkeit (um nur einen Indikator für die funktionalen Asymmetrien des Gehirns zu nennen) ebenso wie seine prämorbiden Persönlichkeitsmerkmale und seine konkreten psychosozialen Bedingungen. Zu den *unmittelbaren* schädigungsbezogenen Faktoren, über die hier berichtet wird, zählen vor allem die *Art*, das *Ausmaß* und die *Lokalisation* der erworbenen Hirnschädigung, aber auch als abhängige Variable die *Zeit seit der Hirnschädigung*. Die Schwierigkeit, eine individuell zutreffende Prognose der Auswirkungen einer erworbenen Hirnschädigung auf Hirnfunktionen zu formulieren, resultiert aus den weitgehend unbekannten Interaktionen dieser verschiedenartigen Einflußfaktoren.

Während die Frage nach der Art (Ätiologie) der Hirnschädigung in aller Regel eindeutig entschieden werden kann (in unserer Rehabilitationsklinik machen zerebrovaskuläre Erkrankungen und Schädel-Hirn-Traumen über 80 % der Diagnosen aus), ist die exakte Abschätzung der abgelaufenen Hirnschädigung(en) mit Hilfe der in den Kliniken verfügbaren bildgebenden Verfahren (z. B. kraniale Computertomographie) und der elektrophysiologischen Methoden (z. B. quantitatives EEG) immer noch ein Standardproblem.

Was die Lokalisation fokaler Hirnschäden angeht, so kann bei geeigneter Technik und unter Einbeziehung neuroanatomischen (bei den zerebrovaskulären Erkrankungen gefäßanatomischen) Wissens eine gute Annäherung an die Realität erreicht werden. Als ein Beispiel für die derzeitigen Grenzen, Hirnschäden "in vivo" objektiv zu beschreiben, mögen Hirnschädigungen die durch chronischen Sauerstoffmangel bedingt sind (die hypoxischen Hirnschäden), stehen. In vielen Fällen lassen sich zumindest im "chronischen" Stadium der Hirnschädigung (etwa nach 6 Monaten) weder mit den bildgebenden noch mit den elektrophysiologischen Methoden die auf Grund der testdiagnostischen Befunde zweifelsfrei zu unterstellenden Hirnschäden eindeutig nachweisen. Nicht anders sind die Verhältnisse bei verschiedenen Formen der Enzephalitis (die Herpes-Simplex-Enzephalitis ausgenommen).

Ein weiteres Problem, das auf eine Lösung wartet, ist die Frage nach dem Zusammenhang von Parametern der *zerebralen Substanzminderung* (z. B. Parameter der inneren und äußeren Hirnatrophie) und Beeinträchtigungen von Hirnleistungen, wie sie derzeit diagnostisch erfaßt werden können. Man darf wohl annehmen, daß es keine einfache positive Korrelation zwischen der Reduktion von Hirngewebe und dem zerebralen "Leistungsniveau" gibt.

Bei örtlich begrenzten (fokalen) Hirnschäden ist eine sorgfältige Suche nach "unterlagernden" diffus verstreuten zerebralen Gewebsschäden erforderlich. Es ist wenig bekannt über die *kumulativen* Wirkungen von Mehrfachläsionen. In diesem Zusammenhang erscheint es wichtig, jede erworbene Hirnschädigung unter dem Aspekt zu betrachten, inwieweit durch singuläre oder Mehrfachgewebsläsionen zusammenarbeitende Neuronensysteme (*kooperierende* Neuronenpopulationen) betroffen wurden. Eine *strategische* Läsion im Knotenpunkt verschiedener Neuronensysteme (z. B. Markläsionen) kann die Kooperation weit entfernter Neuronenpopulationen behindern. Andererseits können kleine multiple Läsionen ein und dasselbe Neuronensystem an verschiedenen Orten beschädigen.

Man sollte schließlich auch erwähnen, daß nicht jede mit Hilfe der bildgebenden Verfahren nachweisbare Hirnläsion eine Leistungsbeeinträchtigung bedingen muß.

Experimentelle Therapieansätze in der Neuropsychologie am Beispiel der Behandlung von Lesestörungen bei Gesichtsfeldeinbußen

Nahezu $3/4$ aller Patienten, die nach einer postchiasmatischen Schädigung (Hirnschädigung hinter der Sehnervkreuzung) korrespondierende (homonyme) Gesichtsfeldeinbußen aufweisen, leiden an einer zum Teil hochgradigen Lesebehinderung (sog. hemianopische, d. h. durch Halbseitenblindheit bedingte Lesestörung), da das auf der betroffenen Seite ausgesparte Restgesichtsfeld zu gering ist, um eine ganzheitliche Erfassung von Wörtern zuzulassen. Wortteile, Wörter oder auch Satzteile "verschwinden" je nach Seite des Ausfalls im blinden Bereich links oder rechts vom Gesichtsfeldzentrum. Dies führt nicht nur zu Auslassungen beim Lesen, sondern auch zu einem zum Teil sinngemäßen, zum Teil aber auch sinnentstellenden Ergänzen (vgl. Zihl u. von Cramon 1986).

Poppelreuter (1917) kommt das Verdienst zu, als erster einen Behandlungsansatz zur Reduzierung dieser hemianopischen Lesestörung entwickelt und erfolgreich durchgeführt zu haben. Erstaunlicherweise wurde jedoch dieser Behandlungsansatz nicht weiter verfolgt. Im Gegenteil, üblicherweise werden Patienten mit dieser Lesestörung zum Teil sehr unzweckmäßige Instruktionen gegeben, um die Hemianopsie zu "umgehen". In der Regel werden solche Patienten instruiert, durch entsprechende Kopfbewegungen, durch eine Kopfschräghaltung oder durch Änderung der Leserichtung von oben nach unten (durch entsprechendes Drehen der Zeitung oder des Buches) der Lesestörung zu entgehen. Es muß jedoch darauf hingewiesen werden, daß durch solche Instruktionen eine Reihe von Fehlanpassungen an den Gesichtsfeldverlust im Sinne von falschen Strategien ausgelöst werden können, die die Behinderung vergrößern und nicht verkleinern. In diesem Sinne können solche Instruktionen wohl auch nicht als ernstzunehmende Therapie angesehen werden.

Auf der Basis der Erfahrungen Poppelreuters haben wir eine spezifische Behandlungsform für Patienten mit einer hemianopischen Lesestörung entwickelt (vgl. Zihl et al. 1984; Zihl 1988b). Mit Hilfe einer neuartigen elektronischen "Lesehilfe" lernt der Patient, seine Lesestrategie an die bestehende Gesichtsfeldeinbuße anzupassen. Der Therapieplan beinhaltet im wesentlichen folgende Schritte:

1. Quantitative Bestimmung des Gesichtsfeldausfalles unter besonderer Berücksichtigung des erhaltenen Restgesichtsfeldes.
2. Bestimmung der Leseleistung (Fehler, Zeit) mit Hilfe einer standardisierten Textprobe vor der Behandlung.
3. Behandlung am Lesegerät.
4. Zwischenkontrollen (unter Verwendung von parallelen Lesetests).
5. Bei Erreichen der durchschnittlichen Leseleistung von Normallesern Beendigung der Behandlung am elektronischen Lesegerät und Evaluation des erreichten Behandlungseffektes an Hand von Büchern, Zeitschriften, Zeitungen usw.; bei noch unzureichendem Behandlungserfolg Fortsetzung des Lesetrainings am elektronischen Lesegerät bzw. unter Verwendung von Zeitungs-, Zeitschriften- oder Buchtexten, bis eine durchschnittliche Leseleistung erreicht ist. Evaluation der Leseleistung.
6. Verlaufskontrolle nach 8-12 Wochen, wobei der Patient Instruktionen für das Selbsttraining erhalten hat.

Mit Hilfe dieses Verfahrens wurden bisher 80 Patienten mit einem linksseitigen bzw. einem rechtsseitigen Gesichtsfeldausfall behandelt. Das Restgesichtsfeld betrug im Durchschnitt 2 Sehwinkelgrad. Das Lesetraining, das in der Regel täglich durchgeführt wurde (1-2 Sitzungen; Dauer einer Behandlungseinheit 30-45 min), führte, ebenso wie bei Poppelreuter (1917) beschrieben, nach relativ kurzer Behandlungsdauer (im Durchschnitt 2-3 Wochen) zu einer signifikanten Steigerung der Leseleistung. Die erreichte Verbesserung, d. h. die als Anpassung an den Gesichtsfeldausfall neu erworbene Lesestrategie, konnte von den Patienten erfolgreich auf das Lesen normaler, stationärer Texte aus Zeitungen, Büchern etc. übertragen werden. Verlaufsuntersuchungen (Zeitraum: 2-6 Monate) ergaben außerdem, daß der beschriebene Therapieeffekt erhalten blieb bzw. durch Selbsttraining sogar noch weiter gesteigert wurde. Geschlecht und Alter zeigten keinen signifikanten Einfluß auf den erreichten Behandlungseffekt oder auf den Behandlungsaufwand. Die Zeit seit der Läsion scheint insofern eine wichtige Rolle zu spielen, als Patienten, die erst sehr spät zur Behandlung kommen, auf Grund der häufig ausgebildeten Fehlstrategien mehr Behandlungssitzungen benötigten als solche, die früh behandelt werden konnten. Dies traf vor allem für Patienten mit rechtsseitigem Gesichtsfeldverlust zu.

Die zur Entwicklung dieser Behandlungsmethode bzw. zur praktischen Anwendbarkeit z. B. in einer Rehabilitationsklinik erforderliche Zeit betrug mehrere Jahre. Dies zeigt, daß die Entwicklung von Behandlungsverfahren in der Neuropsychologie auf experimenteller Basis relativ aufwendig ist, und somit ein Erfolg vor allem hinsichtlich der Generalisierbarkeit des Einsatzes wohl selten rasch zu erzielen ist. Dies ist u. a. auf die Inhomogenität hirngeschädigter Patienten (vgl. Abschnitt 1 und 2 dieses Beitrages) sowie auf die Aufwendigkeit individueller Anpassung an die jeweilige Sehbehinderung zurückzuführen. Die inzwischen erzielten Ergebnisse und Einsatzmöglichkeiten bestätigen jedoch die Richtigkeit des experimentellen Ansatzes, da als Ergebnis eine hohe Variabilität der Trainingsprogramme erreicht werden konnte, die ein sehr flexibles und an den jeweiligen Schweregrad des Patienten anpaßbares und trotzdem standardisiertes therapeutisches Vorgehen erlaubt. Schließlich kann dieses Behandlungsverfahren als Beispiel für eine gelungene Nutzbarmachung von Erkenntnissen aus der experimentellen klinischen Grundlagenforschung für die Diagnostik und Behandlung von Leistungseinbußen nach Hirnschädigung angesehen werden.

Experimentelle Therapieansätze in der Neuropsychologie am Beispiel der Behandlung von Störungen der Handfunktionen

Störungen der Handfunktionen nach einer Läsion des ZNS führen bei vielen Patienten zu erheblichen Behinderungen im Alltag und Beruf. Sind einfache Funktionen, wie das Ergreifen oder Halten eines Gegenstandes nicht mehr möglich, ist die Behinderung offensichtlich. Selbst wenn die Finger isoliert bewegt werden können, können komplexe Bewegungsabläufe schwer gestört sein. Dies zeigt sich u. a. sehr deutlich beim Schreiben mit der behinderten Hand.

Trotz der Bedeutung der Handfunktionen sind Verfahren zur Diagnostik der auftretenden Störung nur unzureichend entwickelt. Die Untersuchung der Handfunktion erfolgt in der Regel mit Hilfe sehr einfacher, wenig spezifischer klinischer Tests. Eine solche Untersuchung bestätigt in der Regel lediglich die meist ohnehin bekannte Tatsache, daß Störungen vorliegen. Apparative Tests zur Prüfung der Handfunktionen sind zwar kommerziell erhältlich; für die Untersuchung von Patienten sind sie jedoch meist zu schwierig. Das Scheitern eines Patienten bei einer Aufgabe oder die zu geringe erreichte Punktzahl sagt nichts darüber aus, auf Grund welcher spezifischen Störung es zu einem Leistungsdefizit kommt. Anhaltspunkte für ein gezieltes Training lassen sich aus solchen Untersuchungen daher kaum ableiten. Die Entwicklung einer experimentellen Therapieforschung in diesem Bereich ist deshalb ein weiteres Arbeitsfeld für die experimentelle Psychologie. Das Schreiben mit der Hand ist ein hoch differenzierter und weitgehend automatisierter motorischer Ablauf. Ein wesentlicher Teil des Bewegungsablaufs manifestiert sich in dem Schriftbild und ist daher auch einer nachträglichen Analyse zugänglich. Bei Patienten mit einer Halbseitensymptomatik, z. B. nach einem Teilinfarkt im Versorgungsgebiet der mittleren Hirnarterie, ist die Handschrift, wenn sie überhaupt möglich ist, extrem verlangsamt. Die Ausdauer beim Schreiben ist deutlich herabgesetzt, eine rasch zunehmende Verkrampfung der Hand oder einschießende Spastik verhindern längeres Schreiben. Auch wenn die Finger isoliert bewegt werden können, werden sie meist nicht eingesetzt, sondern die Schreibbewegung wird überwiegend aus der Schulter und dem Ellenbogengelenk gesteuert. Das Handgelenk wird durch Co-Kontraktionen der Muskeln extrem fixiert, wodurch die Beweglichkeit der Finger zusätzlich behindert wird. Der Stift wird selten von der Schreibfläche abgehoben, alle Buchstaben werden zusammengebunden, das Schriftbild erinnert häufig an die Schulschrift. Dies gilt auch bei Patienten, die vor dem Infarkt eine ausgeprägte, individuelle Handschrift hatten. Routinierte gesunde Schreiber verwenden dagegen eine Mischung aus Druck- und Schreibschrift, Buchstaben werden gegenüber der Schulvorlage vereinfacht. Buchstaben werden nur zusammengebunden, wenn es den Bewegungsablauf begünstigt. Nach einzelnen Buchstaben oder Gruppen von Buchstaben wird der Stift von der Schreibfläche abgehoben, und die eigentliche Schreibbewegung wird damit unterbrochen.

Schreibübungen, die in der ergotherapeutischen Literatur für Patienten mit Defiziten der Handfunktionen empfohlen werden, orientieren sich überraschenderweise fast ausschließlich an der Schulschrift und nicht an den für die Handschrift erforderlichen bzw. ökonomischen Bewegungsabläufen oder an den Elementen der individuellen Handschrift. Eine Analyse der bei Patienten auftretenden Schwierigkeiten fehlt ebenso wie eine Begründung für das gewählte Vorgehen (vgl. z. B. Eggers 1982).

Ziel eines Schreibtrainings sollte sein, daß möglichst alle Bewegungskomponenten, die an der Produktion der Schrift beteiligt sind, auch tatsächlich eingesetzt werden. Besonders ist darauf zu achten, daß Fingerbewegungen eingesetzt werden. Bei den meisten Patienten mit Läsionen des ZNS gilt als übergeordnetes Ziel die Steigerung der Schreibgeschwindigkeit und die Verbesserung der Ausdauer beim Schreiben.

Zur Erhöhung der Geschwindigkeit dienen alle Vereinfachungen, die einen ökonomischeren Bewegungsablauf implizieren. Hat ein Patient vor seiner Hirnverletzung viel geschrieben, finden sich in seiner alten Handschrift viele Beispiele für ökonomische Buchstaben bzw. optimierte Bewegungsfolgen. Es erscheint naheliegend, möglichst aus der alten Handschrift die Schriftformen abzuleiten, die jetzt geübt werden sollen. Hat ein Patient vor dem Ereignis wenig geschrieben oder sogar die umständliche Schulschrift beibehalten, scheint es gerechtfertigt, vereinfachte Buchstaben und Buchstabenfolgen vorzuschlagen, um die Handschrift zu beschleunigen. Bei allen Schreibübungen achten wir darauf, daß ein Patient die einzelnen Bewegungen, bei denen der Stift nicht von der Schreibfläche abgehoben wird, "rasch" oder "flüssig" ausübt. Die Pausen zwischen den einzelnen Bewegungen können dagegen zunächst beliebig lang sein. Pausen sollten nach jeweils 2-3 zusammengeschriebenen Buchstaben ausdrücklich eingeführt werden und zur bewußten Entspannung der Finger und des Handgelenks genutzt werden. Routinierte Schreiber unterbrechen die Schrift ebenfalls häufig, allerdings sind die Pausen sehr kurz. Die Organisation der Pausen zur Entspannung ist die wesentliche Maßnahme zur Verbesserung der Ausdauer beim Schreiben.

Patienten lernen, ihre Handschrift selbst zu analysieren. Sie lernen zu beurteilen, ob ihre Buchstaben ökonomisch sind, ob günstige Anbindungsmöglichkeiten ausgenutzt und erforderliche Pausen eingelegt wurden. Mit diesem Training können Patienten in überraschend kurzer Zeit erhebliche Verbesserungen ihrer Handschrift erreichen (vgl. Mai 1988).

Literatur

Cramon D von (1988) Prognostische Faktoren. In: Cramon D von, Zihl J (Hrsg) Neuropsychologische Rehabilitation. Springer, Berlin Heidelberg New York, S 21-39
Dück J (1918) Die experimentelle Psychologie im Dienste der Wieder-Ertüchtigung Hirnverletzter. Zeitschr Angew Psychol 13:140-146
Eggers O (1982) Ergotherapie bei Hemiplegie. Springer, Berlin Heidelberg New York
Mai N (1988) Störungen der Handfunktionen. In: Cramon D von, Zihl J (Hrsg) Neuropsychologische Rehabilitation. Springer, Berlin Heidelberg New York, S 360-385
Miller E (1984) Recovery and Management of Neuropsychological Impairment. John Wiley & Sons, Chicester New York
Peters W (1918) Psychologie und Hirnverletztenfürsorge. Zeitschr Angew Psychol 14:75-89
Poppelreuter W (1917) Die psychischen Schädigungen durch Kopfschuß im Kriege 1914/16. Band I: Die Störungen der niederen und höheren Sehleistungen durch Verletzungen des Okzipitalhirns. L. Voss, Leipzig
Zihl J (1988a) Methodische Voraussetzungen der neuropsychologischen Rehabiliation. In: Cramon D von, Zihl J (Hrsg) Neuropsychologische Rehabilitation. Springer, Berlin Heidelberg New York, S 1-20
Zihl J (1988b) Sehen. In: Cramon D von, Zihl J (Hrsg) Neuropsychologische Rehabilitation. Springer, Berlin Heidelberg New York, S 105-131
Zihl J, Cramon D von (1986) Zerebrale Sehstörungen. Kohlhammer, Stuttgart
Zihl J, Krischer C, Meißen R (1984) Die hemianopische Lesestörung und ihre Behandlung. Nervenarzt 55:317-323

Psychische Aspekte dermatologischer Erkrankungen

O. Berndt Scholz und Christoph Luderschmidt

Historische Beziehungen zwischen Psychologie und Dermatologie

Verhaltensmedizinische Strategien in der Dermatologie haben eine lange Geschichte, aber eine kurze Tradition. Vor mehr als 2500 Jahren bereits (vgl. Hiob 2,6-10) wurde eine - vermutlich auf Herpesvirus beruhende - Form der Hautentzündung ganz wesentlich mit Methoden der Selbstkontrolle, der kognitiven Umstrukturierung und des Visualisierungstrainings behandelt. Mit etwas Mut zur Interpretation kann man in Albrecht Dürers Gemälde "Hiob und sein Weib" optimale Compliance des Patienten Hiob gegenüber seiner Frau, die ihm zur Behandlung Asche in die Wunde streut, als einen weiteren verhaltensmedizinisch relevanten Faktor entlehnen.

Im 19. Jahrhundert gewinnt die gegenseitige Beeinflußbarkeit von Haut und Psyche den Rang wissenschaftlicher Auseinandersetzungen. Wilson (1867) beispielsweise beschreibt Neurosen der Haut und zählt dazu nicht nur den kreisförmigen Haarausfall (Alopecia areata) und die Rosacea (Dermatose auf seborrhoischer Grundlage mit Rötungen, Venenerweiterungen, Wucherungen der Talgdrüsen, entzündungsbedingten Hautveränderungen etc., vornehmlich im Gesicht), sondern auch Depigmentierungen und das plötzliche Ergrauen der Haare. Im Grunde ähnliche, jedoch heute nicht mehr in dieser Form haltbare Auffassungen vertraten Hebra (1866) und Kaposi (1895). Es verdient dabei festgehalten zu werden, daß Klinische Psychologie ebenso wie Dermatologie in dieser Zeit in Deutschland noch ganz junge akademische Fächer waren. Dermatologie und Psychologie galten noch bis weit in unser Jahrhundert hinein ob ihres jugendlichen Alters eher als eine Kunst denn als eine Wissenschaft. Infolge der stürmischen Entwicklung auf dem Gebiet der Elektronenmikroskopie, der Biochemie und der Pharmakologie - um einige Beispiele zu nennen - hat die Dermatologie nunmehr ihren Platz in den überwiegend somatisch orientierten medizinischen Fächern eingenommen.

Dermatologen können die Haut als ein isoliertes Organ bis in atomare Strukturen hinein analysieren und sehr spezifisch auf einer rein somatischen Ebene betrachten. Es gibt aber auch international bekannte Dermatologen,

z. B. Whitlock (1976) oder Rock et al. (1972), von denen die Haut als ein System betrachtet wird, das eindeutige Wechselwirkungen nicht nur zu anderen Organsystemen eingeht, sondern auch unübersehbare und objektiv darstellbare Zusammenhänge zum Erleben und Verhalten des Menschen aufweist. Diesen "psycho-somatischen" Zusammenhängen wird man in dem Maße Rechnung tragen können, in dem wissenschaftlich fundierte Kenntnisse und spezielle Fachkompetenz vorliegen. Unglücklicherweise sind bis heute nur ganz vereinzelt Bemühungen zu beobachten, die *behavioralen* Dimensionen verschiedener Hauterkrankungen zu analysieren.

Um diese Überlegungen zu konkretisieren, sollen im folgenden verschiedene, dermatologisch wichtige Symptomkomplexe ausschnitthaft unter verhaltensmedizinischer Sichtweise erörtert werden.

Verhaltensmedizinische Aspekte bei Hauterkrankungen mit stark juckender Symptomatik (Pruritus)

Das dem Schmerz verwandte Mißempfinden zwingt zum Kratzen und kann scharf umgrenzt und deutlich lokalisierbar auftreten (epikritischer Pruritus) oder brennend und kaum lokalisierbar sein (protopathischer Pruritus). Pruritus ist heutzutage weder dermatologisch noch psychometrisch befriedigend quantifizierbar - etwa im Vergleich zum Schmerz.

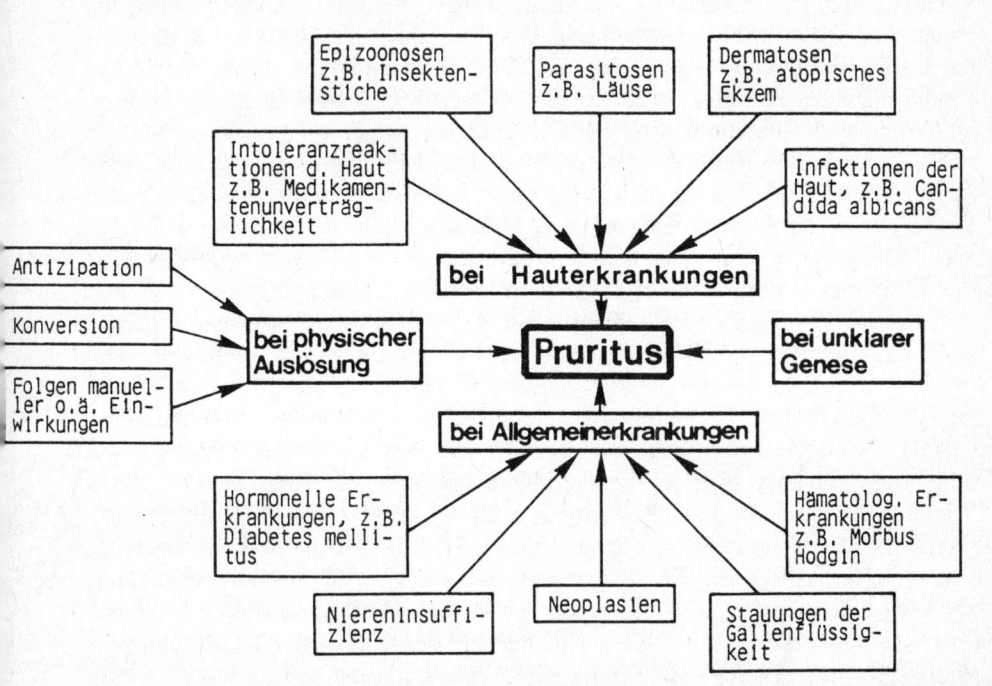

Abb. 1. Bedingungen, die Hautjucken hervorrufen. Sie wurden gruppiert um Hauterkrankungen, Allgemeinerkrankungen, psychische Auslösungscharakteristika und Bedingungen mit unklarer Herkunft. Beispiele sollen den Kausalnexus des Pruritus verdeutlichen (weitere Erläuterungen im Text)

Die Pathophysiologie des Juckreizes ist ebenso wie zahlreiche somatosensorische Wahrnehmungsphänomene völlig unzureichend bekannt. Das gilt insbesondere für die Entstehung des Erregungsmusters. Bekannt ist, daß die Erregungsleitung Hirnareale durchzieht, die in engen Zusammenhang mit emotionaler Aktivierung gebracht werden: Ähnlich wie bei der Schmerzleitung werden z. B. Thalamus und Capsula interna passiert, bevor die Empfindung kortikal präsent wird.

Das Wissen um die Erregungsleitung macht verständlich, weshalb der Pruritus sehr enge psychosomatische Wechselbeziehungen eingeht. Sie sind zu zahlreich, um sie in einer Abbildung anschaulich darstellen zu können. Aus dem Alltag ist aber hinreichend bekannt, daß beispielsweise die Vorstellung, am eigenen Körper von Kopf- oder Körperläusen befallen zu sein, einen deutlichen Juckreiz hervorzurufen vermag (Antizipation). Auch gehört es zu den gut gesicherten Konversionsreaktionen, daß beispielsweise die sexuelle Interaktion mit einem als aversiv erlebten Partner mit stark juckender Quaddelbildung - gewissermaßen als Somatisierung von Meidungsverhalten - einhergehen kann. Die dermatologische Symptomatik kann dabei dem Meidungsverhalten sowohl vorangehen als auch folgen.

In einer Serie von Einzelfallstudien hat Schubert (1987) den Einfluß verschiedener psychischer Bedingungen auf unterschiedliche Krankheitsverläufe zeitreihenanalytisch untersucht. Wir greifen hier die Fälle mit atopischem Ekzem und mit Urtikaria (Nesselsucht) heraus, beides Krankheitsbilder, bei denen der Juckreiz eine bedeutsame Position einnimmt. Schubert konnte für die Urtikariapatienten zeigen, daß die Verschlechterung der dermatologischen Symptomatik zu erhöhter Streßreagibilität führt. Die ständig juckende Symptomatik macht die Patienten sozusagen empfänglich für Streß im Alltag. Es zeigt sich nun aber, daß diese im übrigen wiederholt formulierte Aussage zu global ist, um durchgängig bei Krankheitsbildern mit Juckreiz gültig zu sein. Bei den Patienten mit atopischem Ekzem zeigte sich nämlich z. B., daß eine Erhöhung des Alltagsstresses, der u. a. mit standardisierten Tagebüchern erfaßt werden kann, zu einer Verschlechterung der dermatologischen Symptomatik führte. Der Einfluß psychischer Bedingungen auf das Zustandsbild schwankte interindividuell allerdings erheblich. Es wurden Anteile von 5-20 % gefunden. Der psychische Bedingungskomplex ist indessen bedeutsamer als beispielsweise der klimatische, obwohl die Patienten letzterem höhere Bedeutung zubilligten.

Um die Bedeutung familiärer Beziehungen bei kindlichen Patienten mit atopischem Ekzem ging es in der Untersuchung von Ring et al. (1987). Während sich die Kinder mit atopischem Ekzem hinsichtlich ihrer Verhaltensdispositionen (Neurotizismus, Extra-, Introversion, Antwortverhalten) nicht von denen einer stationären Kontrollgruppe (nicht atopische Dermatosen) unterschieden, waren die Eltern dieser Kinder in einer Reihe relevanter Erlebens- und Verhaltenscharakteristika verschieden von den Eltern der Kontrollgruppe: Die Mütter der ekzematösen Kinder sind weniger spontan und in ihrer Emotionalität vermehrt beherrscht. Die Väter beschreiben sich als reizbarer im Gegensatz zu Personen einer repräsentativen Alters- und Geschlechtspopulation. In der Erziehung schildern sich die Mütter strenger als die Väter; diese ziehen sich aus Erziehungsangelegenheiten zurück. Die Mütter fördern und belohnen Erwachsenenverhalten ihrer Kinder, was offensichtlich mit materieller Zuwendung gepaart ist. Im Hinblick auf das Krankheitsverhalten veranstalten die Mütter der kindlichen Patienten regelrechte Hygienerituale, die von den Patienten selbst als beeinträchtigend erlebt werden müssen. Interessanterweise konnten überdies signifikante Beziehungen zwischen der emotionalen Labilität der ekzematösen Kinder und der Histamimfreisetzungsfreudigkeit der Leukozyten in vitro durch Anti-IgE ($r = 0,5$) nachgewiesen werden. Wie lassen sich diese Befunde erklären?

Die beschriebenen Auffälligkeiten der Familiensituation und der Eltern-Kind-Beziehung, die auf eine Unsicherheit der Mütter im affektiven Umgang mit den kindlichen Patienten hinweisen, bieten einen fruchtbaren Boden für Neurotisierungstendenzen der Kinder. Wenn diese Variablen nun in korrelativer Beziehung zu den immunologischen Parametern stehen, die in Verbindung mit der dermatologischen Symptomatik des atopischen Ekzems gebracht werden können, dann kann ein Moderatoreffekt psychischer bzw. interaktiver Faktoren auf die allergische Reagibilität der Patienten angenommen werden. In prospektiven Untersuchungen müßte dieser Zusammenhang nachgewiesen werden.

Verhaltensmedizinische Aspekte dermatologischer Allergien

Die Beeinflussung allergischer Reaktionen durch psychische Bedingungen hat Bongartz (1987) am Beispiel der Hypnose gezeigt. Ihm ging es um die Frage, wie es möglich ist, daß eine allergische Reaktionen durch Hypnose reduziert und das Differentialblutbild beeinflußt werden kann. Zur Provokation einer allergischen Reaktion wurde ein handelsüblicher Allergietest benutzt. Eine Kontrollgruppe wurde unter Aktivierungsbedingungen gesetzt und sollte arithmetischer Aufgaben als eine milde Form von Streß lösen.

Die Probanden der Hypnosegruppe zeigten 2 h nach der Hypnose eine im Vergleich zur Ausgangsmessung deutliche Zunahme der T- und B-Zellen und eine Abnahme der polymorphkernigen Leukozyten. Die eigentliche allergische Reaktion war in der Streßgruppe deutlich ausgeprägter als in der Hypnosegruppe. Die Hautrötung war 24, 36 und auch noch 48 h nach dem Allergietest deutlich größer als unter der Hypnosebedingung. Gleichzeitig waren die polymorphkernigen Leukozyten stärker verändert.

Bongartz kommt auf Grund dieser und weiterer Ergebnisse (vgl. Bongartz 1986) zu dem Schluß, daß die untersuchte allergische Reaktion durch 2 zentralnervös bedingte Mechanismen gesteuert wird: Zum einen kann ein schneller Prozeß - ca. 30 min nach der Antigenapplikation beobachtbar - angenommen werden. Er geht ohne Veränderungen des Differentialblutbildes vonstatten und scheint durch die Freisetzung von Katecholaminen getriggert zu werden. Zum anderen wird ein verzögerter Prozeß angenommen, der über den ganzen Tag hinweg abläuft und vermutlich über Kortikosteroide gesteuert wird.

Bisher fehlen Replikationsstudien in ausreichender Anzahl zu dieser Thematik. Aber auch diese eher grundlagenbezogene Studie von Bongartz zeigt, daß durch Verhaltensinterventionen, die recht unspezifisch das Aktivationsniveau des Patienten beeinflussen, günstige Wirkungen auf die Stärke allergischer Reaktionen erreicht werden können.

Psychophysiologie und Vasomotorik der Haut

Ähnliche pathophysiologische Abläufe wie bei der allergischen Reaktion bzw. beim Pruritus sind wohl auch - zumindest teilweise - an der chronischen *Urtikaria* (Nesselsucht) beteiligt. Sie wird in der Regel als vasomotorische, allergische Reaktion vom Soforttyp aufgefaßt. Bei 70 % der Patienten mit chronischer Urtikaria können keine allergologischen Ursachen gefunden werden. Man kann sich indessen vorstellen, daß es bei ihnen nicht nur zu einer emotional ausgelösten Gefäßdilatation, sondern auch zum Übertritt von Serum aus dem Gefäß in das umliegende Gewebe und somit zur Quaddelbildung kommt. Warum letztendlich Quaddeln gebildet werden, ist bei weitem noch nicht klar. Allgemein wird angenommen, daß die pathologischen Abweichungen eher im Hautorgan selbst als im Zentralnervensystem liegen.

Immerhin ist denkbar, daß bei der cholinergen Urtikaria emotionale Einflüsse unmittelbarer wirksam sein können und daß Histamin bei den anderen chronischen Urtikariaformen über die Moderatorwirkungen von Streß und Emotionen zu einer Immundepression führt, welche ihrerseits das Krankheitsbild negativ beeinflußt.

Wenngleich die psychophysiologischen Erklärungen zum Wirkungsmechanismus der Vasomotorik noch vielfach ungeklärt sind, so ist ihre Beeinflußbarkeit mittels klinisch-psychologischer Methoden eine gut gesicherte und praktisch vielfach erprobte Realität. Das konnte beispielsweise mit der Arbeit von Eberstaller (1987) demonstriert werden.

Er legte eine Therapiestudie zum *Raynaud-Syndrom* (funktionelle Durchblutungsstörung, die u. a. mit Blaufärbung der Hände und schmerzhaften Kälteempfindungen einhergeht) vor. Zunächst wurden die Patienten einer Fremdsuggestion unterzogen, bei der die Erfolgserwartung, die eigene Vasomotorik kontrollieren zu können, im Zentrum der Behandlung stand. Der therapeutische Hauptakzent bestand jedoch in der Anwendung eines apparativen Temperaturfeedbacks (kontinuierlich gemessene Fingertemperatur wurde verstärkt und optisch oder akustisch dem Patienten zurückgemeldet). Schließlich wurden die Patienten angehalten, die im Labor erworbenen Möglichkeiten der Temperaturregulation in konkreten Situationen anzuwenden.

Welche Hauptergebnisse liegen dazu vor? Im Therapieverlauf wurde die Differenz von Ausgangs- und Endwert der Hauttemperatur pro Therapiekontakt zunehmend größer; dies ist ein Beleg dafür, daß die Patienten willkürlich ihre Hauttemperatur zu steuern vermögen.

Ebenso ging der Prozentsatz akuter Raynaud-Anfälle drastisch zurück. Bemerkenswert war schließlich die gute und fast durchgängig beobachtete Generalisierung der Kontrollfähigkeit durch die Patienten selbst.

Die Untersuchung zeigt, daß ein bei zahlreichen Erkrankungen anzutreffendes Phänomen wie das Raynaud-Syndrom, das außerdem hinsichtlich des Therapieerfolges ausgesprochen zurückhaltend beurteilt wird, mit verhaltenstherapeutischen Methoden erfolgreich behandelt werden kann. Es bleibt anzumerken, daß diese Behandlung relativ wenig arbeitsaufwendig ist. Eberstaller therapierte Patienten in einer Kurklinik für Rheumakranke.

Schmerz als Klassifikationsmerkmal in der Dermatologischen Praxis

Zahlreiche dermatologisch relevante Syndrome gehen mit chronischem Schmerz einher, wenngleich dieser als ein fakultatives Symptom zu werten ist. Am Beispiel der progressiv-systemischen Sklerose (*Sklerodermie*) haben Balk et al. (im Druck) in interdisziplinärer Gemeinschaftsarbeit den Schmerz als ein differentialdiagnostisches Kriterium untersucht. Es gelang ihnen, wie noch gezeigt werden wird, 2 unterschiedliche Schmerzmuster zu beschreiben.

Vorwegzuschicken ist, daß die Sklerodermie aus verschiedenen Gründen ausgewählt wurde:

1. Sie zählt entsprechend der Schmerzklassifikation der International Association for the Study of Pain zu den chronischen Schmerzsyndromen.
2. Sie ist eine chronische Erkrankung, die im Schnittpunkt fachlicher Interessen von Dermatologen, Rheumatologen und Internisten liegt.
3. Sie ist eine Erkrankung, über die im Vergleich zu anderen dermatologischen Krankheitseinheiten noch relativ wenig gesichertes Wissen vorliegt.

In dem oben genannten Beitrag wurden Besonderheiten des Schmerzerlebens und Schmerzverhaltens analysiert. Die Analyse berücksichtigte abweichend von zahlreichen Arbeiten zur Schmerzklassifikation chronischer Krankheiten Parameter der klinischen (Beurteilung des aktuellen Schmerzzustandes sowie der Häufigkeit von Schmerzzuständen) und der experimentellen (Schwellenbestimmung, Größenschätzung kontrollierter nozizeptiver thermischer Stimuli) Schmerzmessung. Insgesamt gingen 15 verschiedene Schmerzmaße in die Analyse ein.

Die Gesamtstichprobe (n = 28) gliederte sich entsprechend den Ergebnissen in 2 Gruppen auf. Bei der ersten Gruppe - sie war relativ klein (n = 7) - prägen Schmerzen in substantieller Weise das klinische Bild. Der Krankheitsverlauf ist bei einem reichhaltigen Symptombild eher beschleunigt fortschreitend. Die Patienten gehören überwiegend zu einer Krankheitsform, bei der vermehrt innere Organe betroffen sind (proximal aszendierende Sklerodermie). Die Patienten berichten von weniger Schwellungen in den Gelenken. Der Schmerz wird als intensiv empfunden, hat eine ausgeprägte sensorisch-diskriminative sowie affektiv-motivationale Qualität und wird diffuser lokalisiert. In der Wahrnehmung thermischer Schwellen unterscheiden sich die Patienten ebenfalls vom Rest der Gesamtstichprobe: Bei insgesamt geringerer Variabilität sind die Aversions-, Schmerz- und Interventionsschwellen tendenziell erniedrigt.

Bei der 2. (3 mal größeren, n=21) Gruppe spielt offenbar der Schmerz im Krankheitsgeschehen nur eine akzidentelle Rolle. Bei diesen Patienten ist die Sklerodisierung eher auf Hände und Füße konzentriert, die Krankheit nimmt einen eher langsam fortschreitenden Verlauf und einige dermatologische und internistische Symptome wie Hautschwellungen, Mundverengung (Mikrostomie) oder schmerzhafte Schluck- und Schlingstörungen (Dyshagie) sind seltener zu beobachten.

Insgesamt können die vorgelegten Befunde zu einer Präzisierung des Krankheitsbildes und der Diagnostik dieser Erkrankung beitragen.

Psychologisch-dermatologische Aspekte der Funktion von Schweiß- und Talgdrüsen

Die beiden hauptsächlichen Stimuli für das Schwitzen sind Wärme und Emotionen. Die ekkrinen Schweißdrüsen, die über den gesamten Körper verteilt sind, werden, obwohl ihre nervale Versorgung durch den Nervus sympathicus erfolgt, cholinerg versorgt. Im Gegensatz dazu werden die der persönlichen Duftnote dienenden apokrinen Schweißdrüsen (Duftdrüsen, die an behaarte Körperregionen gebunden sind) durch Adrenalin und Androgene stimuliert.

Es ist lange Zeit als gesichert angesehen worden, daß thermisches Schwitzen im wesentlichen an Stamm und Gesicht auftritt, emotional bedingtes Schwitzen manifestiere sich hingegen in Axillen, an Handflächen und Fußsohlen. Entsprechend neueren Untersuchungen läßt sich diese Ansicht allerdings nicht mehr halten; denn emotional ausgelöstes Schwitzen bleibt auf keinen Fall auf die genannten Körperteile beschränkt.

Emotional bedingtes Schwitzen kann sowohl durch die reale Begegnung mit Angststimuli als auch durch bloße Gegenwart von ängstigenden Bedingungen ausgelöst werden. Es ist als ein Teil der autonomen Reaktion auf angstauslösende Situationen oder Vorstellungen mit vasokonstriktiven (Engstellung der Gefäße) und piloerektiven (Aktivierung des Muskels, der die Haare aufrichtet) Begleitprozessen verknüpft. Als solches ist "psychogenes" Schwitzen in direkten Zusammenhang mit jenen psychophysiologischen Aktivierungsmustern zu bringen, die die Haut als Ausdrucksorgan nach bestimmten emotionalen Gestimmtheiten wie Angst, Aggression, Panik oder Depression ausrichten.

Hyperhidrosis (vermehrte Schweißabsonderung) ist eines der Syndrome, mit denen Dermatologen und Psychosomatiker gleichermaßen zu tun haben. Das abnorm starke Schwitzen der Patienten wird zumeist antizipatorisch ausgelöst: Angst, Unsicherheit, Kontrollverlust oder Mißerfolgsbefürchtungen gelten als typische Auslöser der Schwitzattacken.

Unter dermatologischer Betrachtung ist bemerkenswert, daß cholinerge Substanzen den elektrischen Widerstand der Haut wohl durch gesteigertes Schwitzen herabsetzen und daß anticholinerge Mittel den gegenteiligen Effekt haben. Auch Substanzen, welche die beta-Rezeptoren blockieren (z. B. Propanolol), können die Hyperhidrosis reduzieren, wenngleich der zugrundeliegende Wirkungsmechanismus noch nicht völlig klar ist.

Immer dann, wenn psychische Einflüsse im Krankheitsbild dominant sind, sollte die Behandlung verhaltensmedizinisch erfolgen.

Mit den Wechselwirkungen zwischen Talgdrüsenfunktion und Erlebens- und Verhaltensbesonderheiten von Patienten, die an *Akne* (Acne vulgaris) erkrankt sind, haben sich Grothgar et al. (1987) beschäftigt. Die Ausgangsüberlegung war dabei folgende: Wenn schon kein überzeugender Nachweis für die Existenz einer sog. Aknepersönlichkeit erbracht werden kann, dann müßten die vielfach berichteten Verhaltensbesonderheiten der Aknepatienten - hier sind die Besonderheiten im Umgang mit Alltagsstreß hervorzuheben (vgl. Scholz 1988a) - als Ausdruck krankheitsbedingter Gewohnheitsbildungen verstanden werden. Ein wirksames dermatologisches Therapeutikum - so war die weitere Überlegung - müßte dann nicht nur die Aknesymptomatik bessern, sondern quasi als Sekundäreffekt manche der gewohnheitsbedingten Erlebens- und Verhaltensstörungen zum Verschwinden bringen.

Es zeigte sich nun während einer 5monatigen Behandlungsdauer - eine Gruppe von Aknepatienten erhielt ein Antibiotikum (Klinomycin), die andere eine 14tägliche manuell-physikalische Therapie -, daß nicht nur die Aknesymptome (Primär- und Sekundäreffloreszenzen) reduziert wurden. Gleichermaßen war bei den Klinomycin-Patienten eine kontinuierliche Besserung festzustellen, die sich auf symptomspezifische Erlebens- und Verhaltensbesonderheiten (Gefühl, unrein zu sein; wahrgenommene Hautveränderungen seit Behandlungsbeginn; subjektive Schwere der Akne) ebenso beziehen wie auf psychische und soziale Konsequenzen, die aus dem Krankheitsbild resultieren (z. B. Beeinträchtigung im Beruf, gegenüber dem anderen Geschlecht). Bei der Gruppe, die eine manuell-physikalische Therapie erhielt, waren die Befunde uneinheitlicher und gegenüber der Klinomycin-Gruppe weniger stark ausgeprägt.

Darüber hinaus verdeutlicht die Untersuchung, daß bei Vorliegen spezifischer Behandlungsbedingungen die Effloreszenzen reduziert werden und gleichzeitig die Compliance, d. h. das Vertrauen des Patienten in die Therapie und in den Arzt, bei Vorliegen spezifischer sozialer Bedingungen optimal sein wird. Schließlich zeigt die Untersuchung auch, daß bei einigen Patienten eine solide dermatologische Behandlung nicht ausreicht, um die sprichwörtlichen "Narben auf der Seele" automatisch zum Verschwinden zu bringen. Bei dieser zahlenmäßig kleinen Gruppe erweist sich die Co-Therapie durch einen klinischen Psychologen als sinnvoll.

Was das Gefühl der Patienten betrifft, sozial beeinträchtigt, weil benachteiligt zu sein, so stehen die Akne-Patienten den Patienten mit *Psoriasis* (Schuppenflechte) recht nahe. Von großer Wichtigkeit ist auch bei ihnen eine solide dermatologische Therapie und eine gleichzeitige psychologische Betreuung. Stangier et al. (1987) haben deshalb - ebenfalls in interdisziplinärer Gemeinschaftsarbeit - zusätzlich zur dermatologischen Therapie eine Verhaltenstherapie in der Art einer Temperaturfeedbackbehandlung bzw. eines kombinierten Entspannungs- plus Visualisierungstrainings (Anleitung zur Vorstellung der positiven Einflußnahme auf Krankheitsprozesse) durchgeführt.

Nach Therapieabschluß wurden hinsichtlich der klinischen Symptomatik keine Unterschiede zwischen den beiden quasi-experimentellen Behandlungsgruppen und der Gruppe mit ausschließlich dermatologischer Therapie festgestellt. Das Verhältnis der T-Helfer- zu den T-Supressorzellen, das bei der Psoriasis gestört sein kann, sank erwartungsgemäß in der Visualisierungsgruppe ab. Sieben Monate nach Behandlungsende wurde dieser Effekt aber nicht mehr beobachtet, was die Notwendigkeit einer längerfristigen verhaltensmedizinischen Begleitbehandlung betont.

Verhaltensmedizinische Hautartefakte

Hautartefakte sind Hautverletzungen, die sich der Patient selbst und zumeist auch absichtlich zugefügt hat. Psychophysiologische Einflüsse im engeren Sinne spielen bei diesen Hauterkrankungen nur eine untergeordnete Rolle. Um so bedeutender sind behaviorale Bedingungen. Juckreiz, Pustelbildung und andere primäre Hautphänomene sind häufig auslösende Bedingungen für die Selbstbeschädigung der Haut. In diesen Fällen haben sich in Ergänzung zu den medizinischen Behandlungsmaßnahmen psychologische Interventionen bewährt, die dem Patienten den Umgang mit den störenden Körperempfindungen erleichtern.

Es können aber auch andere Bedingungen ausschlaggebend sein. So werden Hautartefakte zum Beispiel häufig bei Patienten gefunden, die *Zwangshandlungen* (exzessive Reinigungs- und Desinfektionsrituale) ausführen, um potentiellen oder vermeintlichen Parasiten, Infektionen oder Krebserkrankungen vorzubeugen oder entgegenzuwirken. (Diese Zwangserkrankungen werden in der dermatologischen Literatur mitunter fälschlich unter der Sammelbezeichnung "Phobie" zusammengefaßt.) Bei dieser Problemlage kommt es natürlich darauf an, die Zwangshandlungen zu verringern. Verhaltenstherapeutische Behandlungsmaßnahmen - speziell Reizüberflutungstherapien - sind hier die Methode der Wahl (Foa et al. 1985).

Auch die *Trichotillomanie* (das pathologische Haareausrupfen) ist in diesem Zusammenhang zu nennen. Es handelt sich um ein tic-artiges Verhalten - die Manie als psychopathologisches Syndrom hat mit dem pathologischen Haareausrupfen nichts zu tun -, das ganz überwiegend bei Kindern bis zum 10.-12. Lebensjahr auftritt. Ebenso wie für die Zwangshandlungen wurden auch für die Trichotillomanie verhaltenstherapeutische Behandlungsstrategien erprobt. So haben sich u. a. Methoden der Stimuluskontrolle und der Reaktionsverhinderung als recht erfolgreich erwiesen (Friman et al. 1984).

Auch die *Dermatitis artefacta*, bei der die Haut auf Grund ständigen Manipulierens entzündet ist, ist wie die beiden zuvor genannten Syndrome einer verhaltenstherapeutischen Intervention in besonderem Maße zugänglich (vgl. dazu Scholz 1988b). Die Therapie konzentriert sich auf den Aufbau von Selbstkontrolle bezüglich der symptomproduzierenden Verhaltensweisen.

Als eine besondere, selbst beigebrachte und freiwillig erworbene Form einer Hautveränderung kann die *Tätowierung* gelten. Junge Männer und insbesondere Angehörige aus niedrigeren sozioökonomischen Schichten neigen oft zur Tätowierung. Konformität mit der Gruppe (z. B. Jugendhaftinsassen), Mode, Erhöhung der eigenen Attraktivität, Langeweile oder der ausgeprägte Wunsch, ein

Zeichen zu haben, sind Motive für diese Form der Hautmanipulation. Etwa die Hälfte von ihnen möchte sie wieder entfernt haben. Während hier eine verhaltenstherapeutische Intervention im engeren Sinne entfällt, machen doch die psychischen Probleme der Betroffenen oft die Konsultation eines verhaltensmedizinisch orientierten Psychologen erforderlich.

Ausblick

Die bisherige Darstellung konzentrierte sich auf Deskription, Diagnostik und Therapieansätze bei ausgewählten dermatologischen Erkrankungen. Es wurden zahlreiche Berührungspunkte und Möglichkeiten interdisziplinärer Zusammenarbeit zwischen Dermatologen und Psychologen offenkundig. D. h. aber nicht, daß damit bereits die Grenzen für Interdisziplinarität abgesteckt worden sind.

Vieles Praktische harrt derzeit noch einer wissenschaftlichen Erklärung, und die Forschung auf dem Gebiet der "Psycho-Dermatologie" ist zumindest im deutschsprachigen Raum kaum entwickelt.

Es verdient aber auch festgehalten zu werden, daß das verhaltensmedizinische Interesse durchaus nicht nur den sog. psychosomatischen Hauterkrankungen gilt, die etwa durch die Gruppe der Dermatosen oder der Dermatitisformen repräsentiert werden.

Die verhaltensmedizinisch orientierte Dermatologie - so ist den mitgeteilten Untersuchungen weiterhin zu entnehmen - kann zeigen, daß psychische Bedingungen nicht nur Folge umschriebener Erkrankungen sind, sondern unter Umständen sogar zu den prädisponierenden Einflußfaktoren dieser Erkrankungen gehören. Zwar ist vieles von dem noch wissenschaftlich zu untermauern und praktisch zu überprüfen; indessen: Wissenschaftliche Entwicklung ist nur möglich im Widerstreit von Etabliertem und Innovation. Der aus Calw stammende und in der Berghauptstadt Freiburg einstmals praktizierende Physicus Ordinarius, Ulrich Rühlein, hat es in seinem im Jahr 1500 erschienenen "Nützlich Bergbüchlein" so formuliert: "Wenn dein Denken vornehmlich auf den Nutzen und Gewinn gerichtet ist und nicht auf das Wissen des wunderbaren Wirkens der Natur, so bedeutet das für jede Fachkunst überhaupt Herabsetzung und Verachtung. Würdest Du den Gewinn höher achten als die Kunst, so müßtest Du die Kunst samt den Gewinn entbehren."

Literatur

Balk U, Curio C, Luderschmidt C, Scholz OB (im Druck) Schmerz als Klassifikationsmerkmal bei progressiv-systemischer Sklerose. MMW

Bongartz W (1986) Abnahme von Plasmacortisol und weißen Blutzellen nach Hypnose. Exp Klin Hypn 2:101-107

Bongartz W (1987) Reduktion allergischer Reaktionen durch Hypnose. Beitrag zum 1. Kongreß der DGVM, München 1987

Eberstaller M (1987) Suggestion und Biofeedback in der Behandlung von Raynaud-Syndromen. Beitrag zum 1. Kongreß der DGVM, München 1987

Foa EB, Stekete GS, Ozarow BJ (1985) Behavior Therapy with Obsessive-Compulsives. In: Mavissakalian M (ed) Obsessive-Compulsive disorders: Psychological and pharmacological treatment. Plenum Press, New York (pp 49-129)

Friman PC, Finney JW, Christophersen ER (1984) Behavioral treatment of trichotillomania: An evaluative review. Behav Ther 15:249-265

Grothgar B, Scholz OB, Glowania HJ (1987) Psychische Veränderungen von Aknepatienten in Abhängigkeit von einer dermatologischen Behandlung. Beitrag zum 1. Kongreß der DGVM, München 1987

Hebra F (1866) On diseases of the skin. Ney Sydenham Society, London

Kaposi M (1895) Pathology and treatment of diseases of skin. Ward, New York

Ring J, Palos E, Zimmermann F (1987) Psychosomatische Aspekte der Eltern-Kind-Beziehung bei atopischem Ekzem im Kindesalter. Beitrag zum 1. Kongreß der DGVM, München 1987

Rock A, Wilkinson DS, Ebling FJG (eds) (1972) Textbook of dermatology. Blackwell, Oxford

Scholz OB (1988a) Klinisch-psychologische Behandlungsansätze bei Akne. Ärztl Kosmetol 18:53-65

Scholz OB (1988b) Zum Einfluß von Streß und Streßverarbeitung auf das Krankheitsbild der Acne vulgaris. Der Deutsche Dermatologe 36:154-161

Schubert HJ (1987) Der Einfluß psychosozialer Faktoren auf den Krankheitsverlauf ausgewählter Hautkrankheiten. Eine zeitreihenanalytische Studie. Beitrag zum 1. Kongreß der DGVM, München 1987

Stangier U, Gieler U, Dietrich M, Krause W, Florin I (1987) Biofeedbacktraining und kombiniertes Entspannungs- und Visualisierungstraining bei Psoriasis vulgaris. Beitrag zum 1. Kongreß der DGVM, München 1987

Whitlock FA (1976) Psychophysiological aspects of skin diseases. W.P. Saunders Comp., London

Wilson E (1867) Diseases of skin. Churchill, London

Verhaltensmedizin für Patienten mit Diabetes mellitus

Friedrich Strian und Sabine Waadt

Einführung

Zwischen 2 % und 3 % der Bevölkerung der Bundesrepublik sind an Zuckerkrankheit - Diabetes mellitus - erkrankt (Mehnert u. Schöffling 1984). Bei manifestem Diabetes sind fortlaufende Stoffwechselkontrolle und in den meisten Fällen auch regelmäßige Medikation notwendig. Metabolische Entgleisungen, d. h. Abweichungen vom normalen Blutzuckerniveau und damit verbundene Komplikationen im Stoffwechsel, können im Extremfall zu diabetischem Koma bei stark überhöhtem Blutzucker oder zu hypoglykämischem Schock führen, einem Zustand starker Unterzuckerung des Körpers, der mit ängstlicher Erregung beginnt und zu Bewußtlosigkeit führen kann. Besonders bei schlechter Blutzuckereinstellung und chronisch erhöhtem Blutzucker entstehen schwerwiegende Folgeerkrankungen, wie Schäden an Nerven und Blutgefäßen (Neuro- und Angiopathie), an der Netzhaut (Retinopathie), an der Niere (Nephropathie) und der sogenannte diabetische Fuß. Sowohl die Probleme bei der Einstellung des Blutzuckers als auch diese Spätkomplikationen stellen für die Patienten schwere, teils nicht mehr zu beseitigende Belastungen dar und verursachen gleichzeitig hohe Behandlungskosten. Der Aufwand für ärztliche Behandlung samt Arzneien und Hilfsmittel betrug beispielsweise im Jahre 1980 1,587 Milliarden DM. Weitere 446 Millionen DM wurden als Kosten infolge von Erwerbsunfähigkeit, Rente und Pflege ermittelt (Henke et al. 1986). Diese Zahlen belegen zugleich die gesundheitspolitische Bedeutung von Präventionsmaßnahmen. Der Beitrag verhaltensmedizinischer Ansätze ergibt sich aus 3 Besonderheiten des Diabetes mellitus:
1. Bei Diabetes ohne Folgeerkrankungen kann die Stoffwechselstörung durch Gesundheitsvorsorge und Präventionsmaßnahmen vollständig kompensiert werden. Damit wird zugleich den bedrohlichen Spätkomplikationen vorgebeugt.
2. Bei den Therapiemaßnahmen beim Diabetes sind praktisch immer auch die Behandlungsziele auf psychologischer Ebene zu berücksichtigen.
3. Die Behandlung des Diabetes erfordert in besonderer Weise die intensive

und andauernde Mitarbeit des Patienten selbst: gefordert ist der selbstverantwortliche, "emanzipierte" Patient, der den Behandlungsplan weitgehend selbst verwirklicht.

Medizinische Bedingungen für verhaltensmedizinische Behandlungsansätze

Die Ursachen der diabetischen Stoffwechselstörung beruhen (1) auf der Störung der Insulinsekretion der Beta-Zellen der Langerhansschen Inseln des Pankreas und/oder (2) auf einer relativen Insulinresistenz an den peripheren Organen (Mehnert u. Schöffling 1984). Die beiden wichtigsten klinischen Manifestationsformen entsprechen diesen Ursachen. Der insulinabhängige Typ-I- oder "jugendliche" Diabetes kann bereits im Kindesalter beginnen und beruht meistens auf einer Autoimmunreaktion nach Viruserkrankungen. Die zweite Manifestationsform, der nichtinsulinabhängige Typ-II- oder Altersdiabetes entsteht durch Altersverschleißerscheinungen des Pankreas und übergewichtsbedingte Insulinresistenz. Unter den ca. 2 Millionen Diabetikern in der Bundesrepublik sind mehr als 80 % dem Typ-II-Diabetes zuzuordnen (Mehnert u. Schöffling 1984).

Die medizinische Behandlung des Diabetes mellitus richtet sich darauf, mittels Diät, Insulinsubstitution oder insulinsekretionsfördernder Medikation sowie durch körperliche Aktivität die erhöhten Blutzuckerspiegel zu senken. Dadurch können diabetische Komata und die toxischen Wirkungen eines langfristig erhöhten Blutzuckers verhindert oder zumindest verringert werden. Die Behandlungsprognose hängt entsprechend von einer Vielzahl von Faktoren ab, wie Lebensalter bei der Diabetesmanifestation, Art und Güte der Einstellung, belastende äußere Umstände sowie Krankheitsverlauf und Auftreten diabetischer Langzeitkomplikationen. Seit der Einführung des Insulins konnte dabei der Mittelwert der Lebenserwartung über alle Altersklassen um ca. 18 Jahre erhöht werden (Mehnert u. Schöffling 1984). Umgekehrt nimmt aber mit der steigenden Lebenserwartung auch die Gefahr von Spätkomplikationen zu, insbesondere dann, wenn der Blutzucker über lange Zeit unzureichend eingestellt war.

Das Behandlungsziel - die kontinuierliche Normalisierung des Blutzuckers - kann am besten dann erreicht werden, wenn der Patient Blutzucker- und Urinzuckerspiegel selbst kontrolliert und die blutzuckersenkende Medikation selbst bestimmt und verabreicht sowie eine strikte Diät einhält. Diese Selbstkontrolle und Selbstbehandlung bietet die Chance des flexiblen Ausgleichs der Blutzuckerwerte in verschiedenen Situationen und kann sowohl akuten Stoffwechselentgleisungen als auch langfristigen Gefäß- und Nervenschädigungen vorbeugen. Allerdings stellen diese Behandlungsmaßnahmen hohe Anforderungen an die Patienten und bedeuten auch eine nicht geringe Einschränkung von Spontaneität und Freizügigkeit. Für die Motivation der Betroffenen ist dabei ein nicht geringes Problem, daß sie diese Einschränkungen hinnehmen müssen, obwohl sie sich subjektiv eigentlich gesund fühlen.

So verursacht eine schlechte, zu hohe Blutzuckereinstellung (Hyperglykämie) kaum Beschwerden, und bedrohliche Spätkomplikationen treten im allgemeinen erst langfristig, nach 5-20 Jahren, auf. Bei guter Einstellung können anfangs außerdem starke Blutzuckerschwankungen mit unangenehmen Unterzuckererscheinungen (Hypoglykämien) auftreten.

Schulungsprogramme zur Verbesserung von Stoffwechseleinstellung und Compliance

Der Behandlungsanspruch einer "normo-glykämischen" Diabeteseinstellung durch den Patienten selbst wird in der Alltagsrealität durch vielfache Defizite eingeschränkt; z. B. durch Fehler in der Durchführung von Selbstkontrolle, Selbstmedikation und Diätzusammenstellung sowie durch ungenügendes Wissen und mangelnde Compliance (vgl. Waadt u. Duran 1987). Um den Diabetiker auf die Behandlungserfordernisse angemessen vorzubereiten, wurden die Diabetikerschulungen eingerichtet. In spezifischen Programmen soll vermittelt werden, wie Blut- und Harnzucker zu kontrollieren sind, welche Insulingaben wann erforderlich sind, wie die Diät verschiedenen Situationen angepaßt werden muß und welche Komplikationen eintreten können.

Die Entwicklung ist dabei gekennzeichnet durch das Bemühen um Patientennähe und flexible Schulungsführung. Austenat und Reinhold (1987) stellten z. B. ein Nachtklinikkonzept vor. Nach ihren üblichen Tagesverrichtungen kommen die Patienten abends in die Klinik und bleiben über Nacht. Schulung und Blutzuckereinstellung erfolgen abends, wenn erforderlich auch nachts und am frühen Morgen, so daß die Patienten tagsüber ihren gewohnten Lebensrhythmus beibehalten können. Die Insulindosis kann dadurch an die tatsächliche Lebenssituation angepaßt werden und basiert nicht auf den unrealistischen Krankenhausbedingungen.

Ein Beispiel spezieller Intensivschulung ist die Betreuung von Schwangeren. Durch diese Schulungsform können heute die durchaus nicht geringen diabetischen Schwangerschaftskomplikationen (z. B. geburtsgefährdende große Kinder durch Überzuckerung) bei Mutter und Kind weitgehend verhindert werden. So konnte die perinatale Mortalität, die zwischen 1972 und 1979 noch 16 % von 80 Entbindungen betrug, durch intensive Schulung und Überwachung zwischen 1980 und 1985 auf 0 % bei 149 Entbindungen gesenkt werden (Hillebrand 1987).

Trotz dieser ermutigenden Erfolge bleiben noch mannigfache Probleme bei den Behandlungsdurchführungen und der Diabeteseinstellung bestehen.

Verhaltensbeobachtungen zu Hause ergaben beispielsweise bei 58 % der Patienten Fehler bei der Insulininjektion, bei 75 % der Patienten Fehler bei der Diät und bei 45 % Fehler hinsichtlich der Urinselbstkontrolle (vgl. Waadt u. Duran 1987). Auch neuere Studien zur Beurteilung der Schulungen bestätigen das Ausmaß der durch die Schulung allein nicht bewältigten "Restprobleme" (z. B. Toeller 1986).

Diese Studien zeigen auch, daß das in der Schulung erworbene Wissen nicht unbedingt mit der Einhaltung der Behandlungsvorschriften (Compliance) und

Normoglykämie einhergehen muß (vgl. Kaplan u. Chadwick 1987; Waadt u. Duran 1987). Viele Patienten, die als schwer einstellbar gelten, sog. "brittle" Diabetiker, erfahren - sofern sie überhaupt die Möglichkeit der Schulung hatten - keine weitere Hilfe. Das Unverständnis des medizinischen Personals über die Non-Compliance dieser Patienten erschwert deren Situation zusätzlich (Gfeller 1987).

Der Einfluß psychosozialer Faktoren auf aktuellen und langfristigen Krankheitsverlauf

Das Schulungsmodell der Diabetesbehandlung geht davon aus, daß durch die Wissensvermittlung der Patient hinreichend befähigt ist, die Selbstbehandlung durchzuführen, und daß als Konsequenz auch eine gute Stoffwechseleinstellung resultiert. Ein solches Modell kann jedoch die mangelhaften Therapieergebnisse trotz Schulung nicht erklären. Psychosoziale Faktoren können dabei Metabolik und Verlauf des Diabetes in zweifacher Weise beeinflussen (vgl. Waadt u. Duran 1987): einerseits direkt durch die psychophysiologischen Reaktionen unter bestimmten Belastungen und andererseits indirekt über den Einfluß dieser Belastungen auf die Compliance (Abb. 1). Compliance bedeutet dabei, daß der Patient alles, was er über Selbstbehandlungsvorschriften gelernt hat, zuverlässig und dauerhaft im Alltag verwirklicht. Eine unzureichende Compliance ist aber nun keineswegs nur dadurch bedingt, daß der Patient zu wenig informiert ist, sondern eher dadurch, daß er die vielen kleinen und großen Probleme, die aus der Krankheit selbst und der Umsetzung der Behandlungsvorschriften im Alltag entstehen, nicht angemessen bewältigen kann (Herschbach 1987). Das bedeutet aber, daß auch die psychologischen Aspekte von Erkrankung und Behandlung beachtet und in die Therapiestrategien integriert werden müssen.

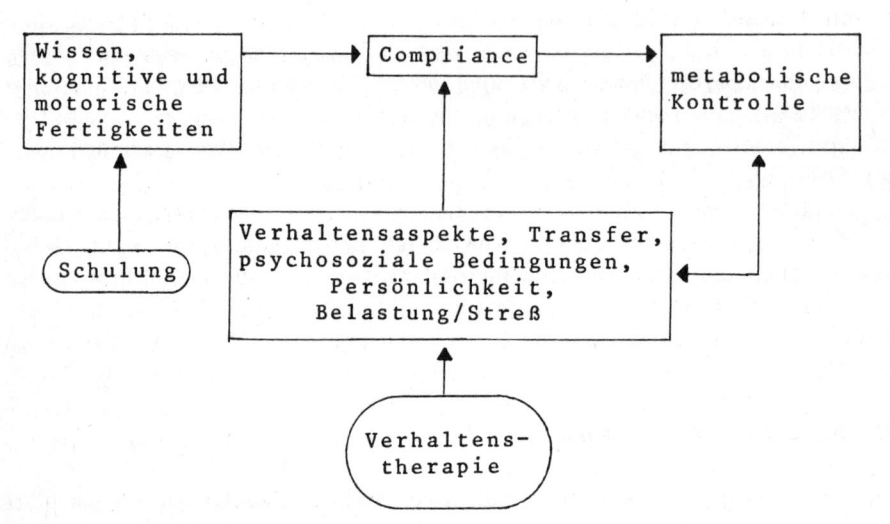

Abb.1 Modell der metabolischen Diabeteseinstellung

Die dabei zu berücksichtigenden Probleme lassen sich nach 3 Bereichen gliedern:

1. Probleme in der Bewältigung somatischer Störungen
2. Probleme durch diabetesspezifische psychophysische Wechselwirkungen und
3. Probleme auf Grund psychischer und psychosozialer Belastungen durch die Krankheit und die Behandlungsanforderungen.

Psychische Bewältigung auf körperlicher Krankheitsebene

Auf der somatischen Ebene besteht eine erhöhte Gefährdung durch Infektionen, Narkose und Operationen, und es drohen Stoffwechselentgleisungen mit den unterschiedlichsten Folgen. Lebensgefährliche Komplikationen wie starke Unterzuckerung, "hypoglykämischer Schock", oder toxisch erhöhter Blutzucker, "Coma diabetikum", können sich einstellen. Die hypoglykämische Stoffwechseldekompensation ist mit psychovegetativen Warnsymptomen wie Unruhe, Reizbarkeit, Herzklopfen, Schweißausbruch und Zittern, zumeist auch mit Angst verbunden. Mäßiggradige hyperglykämische Stoffwechselentgleisungen zeigen dagegen keine dramatische Symptomatik, können aber in Aufmerksamkeitsschwankungen und einem psychasthenischen Beschwerdebild (Müdigkeit, Erschöpfung, Reizbarkeit etc.) sichtbar werden (Strian u. Haslbeck 1986).

Langfristig stellen vor allem die diabetischen Folgeerkrankungen oft massive Belastungen dar (z. B. Angiopathie mit arterieller Verschlußkrankheit, Retinopathie mit Sehstörungen, manchmal sogar Erblindung, Nephropathie mit Hämodialyse, Neuropathie mit oft quälenden Mißempfindungen und Schmerzen oder - zusammen mit anderen Faktoren - trophische Störungen, diabetischer Fuß, manchmal auch Amputation). So wurden z. B. Diabetiker mit unterschiedlich ausgeprägten neuropathischen und angiopathischen Spätschäden mit einer leistungsdiagnostischen Testbatterie untersucht. Im Vergleich zu Gesunden waren Diabetiker zwar in ihrer Reaktionsgeschwindigkeit auf optische und akustische Reize eingeschränkt, nicht aber in Gedächtnis- und Konzentrationsleistungen. Letztere waren selbst bei langer Krankheitsdauer und massiven Spätschädigungen nicht bedeutsam reduziert. Auch in ihrer Persönlichkeitsstruktur unterscheiden sich Diabetiker nicht bedeutsam von gesunden Vergleichsgruppen.

Außerdem konnte gezeigt werden, daß Patienten mit Neuropathieschmerzen zwar zu ängstlichen und depressiven Reaktionen neigen, solche neurasthenischen Reaktionen aber nach Schmerzfreiheit wieder verschwinden. Prämorbide Persönlichkeitsstrukturen wie Introversion und Neurotizismus können diese emotionalen Reaktionstendenzen begünstigen (Strian u. Haslbeck 1986; Strian et al. 1987).

Psychophysische Wechselwirkungen

Eine Reihe metabolischer, neuroendokriner und neuraler Diabetesfolgen führt in Wechselwirkung mit psychologischen Prozessen zu eigenständigen Syndromen, die auch einer entsprechenden Behandlung bedürfen. So kann die ängstliche Erregung bei Hypoglykämien, die u. a. durch die gegenregulatorische Katecholaminausschüttung zustande kommt, die Entwicklung von Hypoglykämiephobien, Panikattacken und entsprechenden phobischen Vermeidungsreaktionen auslösen (Strian et al. 1987). Einige Patienten erleben dagegen solche Stoffwechselentgleisungen als angenehm und nutzen dann gelegentlich die hypo- und hyperglykämischen Begleitempfindungen wie eine euphorisierende und aktivierende "Droge". Schließlich kann die verminderte viszerale Wahrnehmung bei autonomer Neuropathie auch die Hypoglykämiewahrnehmung verschlechtern (Strian et al. 1987). Blutzuckerschwankungen werden dann nicht mehr registriert und der Diabetes wird für den Patienten trotz aller seiner Bemühungen schwer kalkulierbar.

Ein weiteres Beispiel für psychophysische Wechselwirkungen beim Diabetes ist der Einfluß diätbedingter Veränderungen in der Menge und Zusammensetzung der Ernährung auf Stimmung und Allgemeinbefindlichkeit. Verschiedene Studien belegen, daß kohlenhydratarme, eher proteinreiche Ernährung die Stimmung generell verschlechtern kann. Die Zusammensetzung der Ernährung aus diesen Makronährstoffen beeinflußt nämlich die Produktion bestimmter Botenstoffe im Gehirn, die ihrerseits Stimmung, Schlaf, Appetit und andere wichtige Vitalfunktionen steuern. So kann man bei kohlenhydratreicher Reduktionsdiät eine Verbesserung der Stimmung beobachten, bei kohlenhydratarmer eine Verschlechterung (Laessle 1987; Schweiger 1987). Behandlungsnotwendige Einschränkungen in der Ernährung - wie kohlenhydratarme Kost und Reduktionsdiät - und deren metabolische Auswirkungen sowie andere Besonderheiten des Glukosestoffwechsels können daher möglicherweise auch zu einer langandauernden Stimmungsverschlechterung bei Diabetikern führen und über Mangelerscheinungen der entsprechenden Botenstoffe spezifischen Appetit und Heißhungeranfälle auf kohlenhydratreiche Nahrung auslösen (Schweiger 1987).

Darüber hinaus kann das im Rahmen diätetischer Behandlung notwendige, ständig kontrollierte Eßverhalten bei anfälligen Personengruppen (junge Frauen zwischen 16 und 30 Jahren) zur Entwicklung von Eßstörungen beitragen (Schweiger 1987). Die ständige kognitive Kontrolle des Eßverhaltens kann in Belastungssituationen nicht mehr aufrechterhalten werden, es kommt zu Vorschriftsverletzungen und - je nach Rigidität der Verordnungen - zu Schuldgefühlen und Überschußhandlungen.

Nicht zuletzt müssen die Folgen von Übergewicht für die Schwere und Einstellbarkeit des Diabetes bedacht werden: Fettgewebe vermindert die Aufnahme und Umsetzbarkeit von Insulin in den peripheren Organen.

Belastungen auf psychosozialer Ebene

Auf psychischer und psychosozialer Ebene ergeben sich beim Diabetes Probleme im Hinblick auf Persönlichkeit, Partnerschaft, Familienplanung, Beruf, Freizeit, Sport und Reisen, Fahrtüchtigkeit, vorzeitige Berentung und andere. Bei Kindern und Jugendlichen werden diese Probleme teilweise noch verschärft, da sie auch in den Reifungsprozeß der Persönlichkeit eingreifen

(Strian et al. 1987). Im allgemeinen stellt schon die Diagnosemitteilung für den Diabetiker eine schwere psychische Belastung dar, der nicht selten mit Schock und Verleugnung begegnet wird. In diesem Stadium kann vom Patienten eine konsequente Mitarbeit daher auch noch nicht erwartet werden (Gfeller 1987). Ähnliches gilt häufig auch für den Umgang mit Behandlungsgeräten, wie z. B. der Insulinpumpe - einem implantierten oder am Körper getragenen Insulinspender (die Insulindosis kann allerdings auf Grund fehlender einpflanzbarer Blutzuckermeßfühler nicht automatisch bestimmt werden). Die Geräte sollen dem Patienten nicht nur bekannt sein, sondern er muß sie zur optimalen Anwendung auch akzeptieren und in seinen Lebensstil integrieren (Heger u. Look 1987; Strian et al. 1987).

Die Behandlungsvorschriften können dabei direkt mit bestimmten psychischen Problemkonstellationen interagieren. So kann die strikte kohlenhydratarme und teilweise zusätzlich geforderte energiearme Reduktionsdiät die erhöhte Prävalenz von Eßstörungen (Anorexie, Bulimie) bei Patientinnen mit Diabetes mellitus fördern, unkontrollierte Insulingaben können zu unerwünschter Gewichtszunahme führen (vgl. Schweiger 1987).

Verhaltensmedizinische Ansätze

Eine eigenverantwortliche Selbstbehandlung, die auch die medizinischen Therapieanforderungen gewährleistet, wird daher nur unter Berücksichtigung dieser 3 psychologischen Problemebenen erzielt werden können. Der Patient muß dabei nicht nur über das nötige Behandlungswissen verfügen, das zumindest an den großen Diabeteszentren in Patientenschulungen vermittelt wird, sondern auch über die Kompetenz, die gesamten diabetesspezifischen Belastungen zu bewältigen. Die vom Patienten verlangten Fähigkeiten umfassen dabei angemessene Bewältigungsstrategien (Coping-Kompetenz) zur rationalen Akzeptanz seiner Krankheit und Fähigkeiten zum Handlungstransfer der Selbstbehandlung in den Alltag. Er muß also in der Lage sein, seinen Lebensstil zu ändern und an die Krankheitserfordernisse anzupassen, dauerhafte Selbstkontrollfähigkeiten entwickeln und seine soziale Kompetenz zur Durchsetzung der notwendigen Behandlungsvorschriften festigen.

Lösungen für das Problem einer ungenügenden Behandlungskooperation und Blutzuckereinstellung erfordern daher als erstes einen umfassenden und systematischen Überblick über die Alltagsprobleme bei Diabetes mellitus. Die Literatur gibt dazu allerdings kaum Aufschluß. Erstes Ziel künftiger Forschungsprogramme muß deswegen sein, typische Problemkonstellationen verschiedener Diabetikergruppen aufzudecken und zu analysieren. Erste Ergebnisse zur differentiellen Gewichtung möglicher Belastungen beim Typ-II-Diabetiker legten Kulzer und Neumeyer (1987) vor. Sie zeigten, daß vor allem alltagsrelevante Erfordernisse der Behandlung, wie etwa "anderen mitzuteilen, daß ich Diabetiker bin" oder "die Reaktion von anderen auf meine Krankheit", erheblich belastend sind. Bemerkenswerterweise war dagegen bei dieser Gruppe von "Altersdiabetikern" die Angst vor Spätschäden kaum anzutreffen.

Ein Modell zur quantitativen und qualitativen Erfassung psychosozialer Belastungen bei Diabetikern als Grundlage zur Entwicklung verhaltenstherapeutischer Trainingseinheiten ist von Herschbach (1987) und Waadt u. Duran (1987) entwickelt worden. Typ-I-Diabetiker gaben in einem halbstandardisierten Interview körperliche Beschwerden als die bedeutsamsten Belastungen an - noch vor Einschränkungen im Freizeitbereich, sozialen Beziehungen, Beruf und Familie oder durch die unmittelbaren Behandlungsvorschriften. Typ-II-Patienten dagegen nannten nach den körperlichen Beschwerden am häufigsten Belastungen durch verschlechtertes "seelisches Wohlbefinden". Ziel dieser Erhebungen ist es, verschiedene Diabetikergruppen durch spezifische Belastungsprofile zu beschreiben, die sich nach Häufigkeit und Stärke der Belastungen unterscheiden. Die Profile stellen die Grundlage für problemspezifische verhaltenstherapeutische Trainingsmaßnahmen dar (Waadt u. Duran 1987; Strian et al. 1987). Die Programme basieren auf der Modellvorstellung (Abb. 1), daß sich Compliance und Stoffwechseleinstellung verbessern werden, wenn die Patienten konkrete Bewältigungsstrategien für die krankheitsspezifischen Behandlungs- und Alltagsbelastungen erlernen. Gefordert ist dabei der effektive und dauerhafte Transfer der Behandlungserfordernisse in den Alltag (Herschbach 1987).

Erste Ergebnisse dieses Ansatzes bestätigen die Effektivität dieses Vorgehens. Heger u. Look (1987) demonstrierten den Erfolg eines Programms zur kognitiven und emotionalen Akzeptanz der Insulinpumpe. Die Insulinpumpe muß als "implantiertes" oder "externes Körperteil" genauestens beherrscht werden. Das kann der Patient erst leisten, wenn er die Pumpe als nützlich, kontrollierbar und gewissermaßen integriertes Körperorgan erlebt. In einem gestuften Annäherungstraining wird der Patient darauf vorbereitet.

Ein weiteres Beispiel mag abschließend die Wichtigkeit des Verhaltenstrainings neben den traditionellen Schulungsmaßnahmen veranschaulichen. Kaplan u. Chadwick (1987) entwickelten auf Grund der Hypothese, daß die schlechte Diabeteseinstellung bei Jugendlichen auf deren mangelhafte soziale Kompetenz zurückzuführen ist, ein Trainingsprogramm. Mit Hilfe von Rollenspielen und Videofeedback lernten die Jugendlichen, in Gruppen Gleichaltriger ihre Behandlungsvorschriften adäquat durchzusetzen. Sie lerten, in ihrer Diabetesbehandlung konsequent zu bleiben und gleichzeitig mit den Gleichaltrigen "mitmachen" zu können, ohne in die Gefahr der sozialen Zurückweisung oder des depressiven Rückzugs zu geraten. Der Vergleich mit Jugendlichen, die nur mit herkömmlichen Methoden und Zielen geschult waren, bestätigte die deutliche Überlegenheit des Verhaltenstrainings für eine Verbesserung der Langzeitblutzuckereinstellung.

Zusammenfassend läßt sich also feststellen, daß sich die ersten Bemühungen zur Anwendung verhaltensmedizinischer Behandlungsstrategien beim Diabetes als sinnvoll und von unmittelbarer Wirksamkeit auf die Stoffwechselkontrolle erwiesen haben. Der Diabetes mellitus stellt dabei in vieler Hinsicht ein Paradigma für verhaltensmedizinische Behandlung bei primär somatischen Erkrankungen dar. Künftige Behandlungsbemühungen werden sich dabei auf den Alltag des Diabetikers richten müssen. Weniger der "behandelte" als der "handelnde" Diabetiker garantiert dabei die effiziente Gesundheitsfürsorge.

Literatur

Austenat E, Reinhold M (1987) Stoffwechseleinstellung bei Diabetes mellitus unter Nachtklinikbedingungen. In: Strian F, Hölzl R, Haslbeck M (Hrsg) Verhaltensmedizin und Diabetes mellitus. Springer, Heidelberg New York Tokyo, S 362-375

Gfeller R (1987) Bewältigungsstufen im Krankheitserleben diabetischer Patienten. In: Strian F, Hölzl R, Haslbeck M (Hrsg) Verhaltensmedizin und Diabetes mellitus. Springer, Heidelberg New York Tokyo, S 63-71

Heger R, Look D (1987) Erlebte Selbstkompetenz bei interkurorenter Insulin-Pumpen-Behandlung. Beitrag zum 1. Kongreß der DGVM, München 1987

Henke KD, Behrens C, Arab L, Schlierf G (1986) Die Kosten ernährungsbedingter Krankheiten. Schriftenreihe des Bundesministers für Jugend, Familie und Gesundheit, Kohlhammer, Stuttgart

Herschbach P (1987) Modell für die Entwicklung von "Problembewältigungstraining" bei Diabetes mellitus. Strian F, Hölzl R, Haslbeck M (Hrsg) Verhaltensmedizin und Diabetes mellitus. Springer, Heidelberg New York Tokyo, S 295-308

Hillebrand B (1987) Schwangerschaft bei Diabetes. Ein vertretbares Risiko und eine Chance zur besseren Diabetesbewältigung. In: Strian F, Hölzl R, Haslbeck M (Hrsg) Verhaltensmedizin und Diabetes mellitus. Springer, Heidelberg New York Tokyo, S 376-398

Kaplan RM, Chadwick BA (1987) Training sozialer Kompetenz bei Typ-I-Diabetes-mellitus. In: Strian F, Hölzl R, Haslbeck M (Hrsg) Verhaltensmedizin und Diabetes mellitus. Springer, Heidelberg New York Tokyo, S 309-325

Kulzer B, Neumeyer T (1987) Bewältigungsverhalten (Coping) bei Typ-II-Diabetikern. Eine empirische Studie. In: Strian F, Hölzl R, Haslbeck M (Hrsg) Verhaltensmedizin und Diabetes mellitus. Springer, Heidelberg New York Tokyo, S 326-361

Laessle RG (1987) Eß-Störungen und Depression. Lang, Frankfurt

Mehnert H, Schöffling K (Hrsg) (1984) Diabetologie in Klinik und Praxis. Thieme, Stuttgart New York

Schweiger U (1987) Diabetes mellitus und Eßstörungen. In: Strian F, Hölzl R, Haslbeck M (Hrsg) Verhaltensmedizin und Diabetes mellitus, Springer, Heidelberg New York Tokyo, S 203-214

Strian F, Haslbeck M (Hrsg) (1986) Autonome Neuropathie bei Diabetes mellitus. Springer, Heidelberg New York Tokyo

Strian F, Hölzl, Haslbeck M (Hrsg) (1987) Verhaltensmedizin und Diabetes mellitus. Springer, Heidelberg New York Tokyo

Toeller M (1986) Diabetikerschulung: Ziele, Durchführung und Effizienz. Med Klin 81:181-186

Waadt S, Duran G (1987) Praktische verhaltensmedizinische Probleme beim Diabetes mellitus. In: Strian F, Hölzl R, Haslbeck M (Hrsg) Verhaltensmedizin und Diabetes mellitus. Springer, Heidelberg New York Tokyo, S 72-94

Verhaltensmedizin des Schmerzes

Wolfgang Miltner und Wolfgang Larbig

Einleitung

Daten aus den westlichen Industriestaaten zeigen, daß chronische Schmerzzustände neben Herz-Kreislauf-Erkrankungen und Krebs zu den großen gesundheitspolitischen Herausforderungen unserer Zeit zählen. In einer neuen Expertise zur Lage der deutschen Schmerzforschung und zur Situation der Versorgung chronischer Schmerzpatienten in der Bundesrepublik Deutschland (Zimmermann u. Seemann 1986) wird davon ausgegangen, daß gegenwärtig allein in der Bundesrepublik ca. 3-6 Millionen Bürger unter chronischen Schmerzen leiden. Die Kosten für Behandlung und Arbeitsausfälle dieser Patienten belaufen sich jährlich auf eine Summe, die weit über 30 Milliarden DM liegt.

Ohne Zweifel konnte die Medizin in den letzten beiden Jahrzehnten bei der Diagnose und Behandlung chronischer Schmerzen wichtige Fortschritte erzielen. Dennoch ist unverkennbar, daß trotz grundlagenwissenschaftlicher, diagnostischer, pharmakologischer und anderer therapeutischer Fortschritte viele Patienten auch heute noch keine adäquate Behandlung erhalten.

Nach Bonica (1981) spielen hierfür vor allem 3 Gründe eine wesentliche Rolle:
1. Zwischen verschiedenen Berufsgruppen, die bei der Erforschung chronischer Schmerzen aktiv sind, herrschen mangelnde Kommunikation und Kooperation auf Grund unterschiedlicher theoretischer Orientierungen und Methoden;
2. Trotz steigender Forschungsaktivität in den verschiedenen Teildisziplinen der Schmerzforschung mangelt es an integrativen Bemühungen zur Vermittlung zwischen Grundlagen- und klinischer Forschung und an interdisziplinärer Arbeit;
3. Viele wissenschaftliche Erkenntnisse über diagnostische und therapeutische Verfahren scheinen auf Grund standespolitischer Machtsicherung oder auf Grund von Unkenntnis nicht angemessen in praktisches Handeln umgesetzt zu werden.

Ein wichtiges Instrument zur Lösung dieses Dilemmas kann in den grundlagenwissenschaftlichen, diagnostischen und therapiebezogenen Ansätzen aus dem Bereich der Verhaltensmedizin gesehen werden.

Wesentliche Impulse für die Erforschung eines verhaltensmedizinischen Ansatzes innerhalb der Schmerzforschung gingen von Boncias 1953 veröffentlichter Monographie "The Management of Pain" aus, in der nicht nur erstmalig die bis dahin eher verstreut publizierten neurophysiologischen, pharmakologischen und therapeutischen Kenntnisse zum Schmerz in umfassender Weise zusammengefaßt wurden, sondern in der auch versucht wurde, den chronischen Schmerz (d. h. einen mindestens 6 Monate andauernden Schmerzzustand) als eine eigenständige Krankheitsentität zu konzeptualisieren. Bonica definierte den chronischen Schmerz als einen Zustand, bei dem physiologische und psychologische Prozesse auf komplexe Art und Weise zusammenspielen. Entsprechend forderte er eine Abkehr von unidimensionalen Strategien bei der Erforschung und Therapie chronischer Schmerzen und eine Zuwendung zu multidisziplinären Ansätzen, bei denen medizinische, psychologische und soziale Aspekte gleichbedeutend Berücksichtigung finden.

Ausgehend von Bonicas Arbeiten ist somit Schmerz nicht nur eine rein sensorische Empfindung, deren Qualität durch das Ausmaß der ihr zugrundeliegenden Verletzung und durch die dabei involvierten neuronalen Fasersysteme determiniert wird. Schmerz ist vielmehr eine komplexe subjektive Erfahrung, die von neurophysiologischen, biochemischen, persönlichkeitsspezifischen und psychosozialen Aspekten bestimmt und moduliert wird.

In Melzack und Walls (1965) Gate-Control-Theorie des Schmerzes wurde diesem komplexen Ineinandergreifen verschiedener Aspekte systematisch Rechnung getragen. Die grundlegende Annahme dieser Theorie geht davon aus, daß in der Substantia gelatinosa des Rückenmarks eine Art "Tor"-Mechanismus existiert, der die Übertragung sensorischer Schmerzinformationen von den peripheren Nervenfasern (C- und A-Delta-Fasern) auf Bahnen des Rückenmarks (neospinothalamische, paläospinothalamische Bahn, Hinterhornstrangsystem) reguliert: Bei "geöffnetem" Tor werden die neuronalen Schmerzinformationen ungehindert bzw. in verstärkter Form von den peripheren zu den nachgeordneten spinalen Abschnitten übertragen; bei "reduziertem" Tor hingegen werden schmerzbezogene neuronale Informationen abgeschwächt bzw. gehemmt. Melzack (1986) nimmt darüber hinaus an, daß sich dieser Tormechanismus nicht nur auf die Substantia gelatinosa des Rückenmarks beschränkt, sondern daß alle synaptischen Umschaltstationen zwischen Rückenmark und verschiedenen Teilen des Gehirns über einen ähnlichen Tormechanismus verfügen. Die Öffnung bzw. Reduzierung des Tors kann entweder durch neuronale Impulse peripher-afferenter Nervenbahnen oder aber durch efferente Impulse erfolgen, die vom Gehirn über pyramidale bzw. extrapyramidale Bahnen zur Substantia gelatinosa gelangen.

Für die peripher-afferente Regulation des Tores spielt die Aktivität schnellleitender, relativ dicker A-Beta-Fasern, deren Impulse Informationen über Berührung und Druck aus der Haut zum Rückenmark leiten, eine wesentliche Rolle. Übersteigen die Impulse dieser schnelleitenden Fasern eine kritische

Stärke, so werden in der Substantia gelatinosa Interneurone erregt, die ihrerseits die Übertragung gleichzeitig bestehender nozizeptiver Informationen von den dünnen afferenten Fasersystemen auf die aufsteigenden spinalen Leitungsbahnen hemmen. Die Folge daraus ist, daß es zu einer Abschwächung nozizeptiven Einstroms auf die nachgeordneten spinalen Bahnen kommt. Umgekehrt führt eine starke Erregung der dünnen C- und A-Delta-Fasern bei nur schwacher gleichzeitiger Erregung der dicken Fasern zu einer Öffnung des Tores und somit zu einer verstärkten Übertragung nozizeptiver Informationen.

Bei der zentral-efferenten Regulation sind nach Melzack (1986) mehrere Gebiete im Hirnstamm und Mittelhirn beteiligt (Formatio reticularis, Thalamus, Hypothalamus) sowie vor allem übergeordnete kortikale Strukturen (Frontal-, präfrontaler und parietaler Kortex). Sie sind dafür verantwortlich, daß emotionale (z. B. Angst) und kognitive Vorgänge (z. B. vorausgegangene Erfahrungen mit akutem Schmerz, Aufmerksamkeit und Ablenkung) schnell und unmittelbar die afferente Übertragung neuronaler Informationen in den Rückenmarkshörnern beeinflussen können.

In den letzten Jahren ist gezeigt worden, daß die vom Gehirn ausgehende Regulation des Tormechanismus, wie auch höhergelegene Modulationen vor allem durch körpereigene morphinähnliche Stoffe, erfolgt, die sog. Endorphine und Enkephaline. Tatsächlich finden sich vermehrt Endorphine und Enkephaline in den Schichten der Substantia gelatinosa und in jenen Gebieten des Hirnstamms und des Mittelhirns, von denen die efferenten Verbindungen zwischen Gehirn und Rückenmark ausgehen (siehe Frenk et al. 1986).

Weiterhin haben Melzack und Casey (1968) verdeutlicht, daß Schmerz neben einer sensorischen Erfahrung immer auch affektive und motivationale Änderungen und kognitiv-evaluative Prozesse hervorruft. Schmerzen können in ihrer sensorischen Qualität z. B. "spitz", "bohrend" oder "brennend" sein, zugleich aber auch "scheußlich", "erbärmlich", "lähmend" oder "überwältigend".

Schmerz ist nach Melzack und Walls Gate-Control-Theorie nicht nur das Ergebnis einer einfachen Übertragung nozizeptiver Informationen von den peripheren Rezeptoren zum Gehirn, sondern ein nichtlinearer dynamischer Vorgang, bei dem periphere, spinale, subkortikale und kortikale Strukturen auf komplexe Weise zusammenwirken. Das Auftreten eines Schmerzes beginnt zwar meist mit einer Erregung des Rezeptorsystems; dessen Impulse werden jedoch einem aktiven Nervensystem zugeleitet, das die afferenten Informationen unter Einbeziehung früherer Erfahrungen (kulturelle Variablen, Lernen), persönlichkeitsspezifischer Eigenschaften (u. a. Neurotizismus, Angst, Depression, "hardiness"), aber auch entsprechend aktueller emotionaler und kognitiver Zustände verarbeitet.

Sozialisationseinflüsse, Lernen und Schmerz

Beobachtungen in verschiedenen Kulturen und ethnischen Gruppen zeigen, daß das individuelle Schmerzerleben und die Schmerzreaktionen neben konkreten Lernerfahrungen stark von soziokulturellen Faktoren abhängen. Dies wird besonders an religiösen Schmerzzeremonien deutlich, bei denen oft außergewöhnliche Schmerzen zur Beeinflussung göttlicher Mächte hingenommen werden, ohne daß bei den Zelebranten äußere Schmerzreaktionen sichtbar werden. Ein Beispiel hierfür ist der Feuerlauf in verschiedenen Kulturen (Larbig 1982) oder die hinduistische Hakenschwungzeremonie in Indien und Sri Lanka (Melzack 1973; Larbig 1985). Ein anderes, häufig zitiertes Beispiel für den schmerzmodulierenden Einfluß kultureller Normen stellt das sog. "Couvade"-Phänomen dar. Bezeichnet wird hiermit die Tatsache, daß Frauen mancher Naturvölker trotz sich ankündigender Geburt weiter auf dem Feld arbeiten und fast en passant, ohne deutliche Anzeichen von Schmerzen, ihr Kind zur Welt bringen, um danach sofort wieder zur Arbeit zurückzukehren. Ihre Männer hingegen liegen in den Tagen der erwarteten Niederkunft und einige Zeit danach stöhnend vor Schmerzen im Geburtshaus (Kosambi 1967).

Daß auch ethnische Normen die Schmerzverarbeitung beeinflussen können, zeigt eine klassische Studie von Zborowski (1969). Anhand von Interviews und Beobachtungen an irischen, jüdischen, italienischen und alteingesessenen amerikanischen Schmerzpatienten wurde festgestellt, daß diese ethnischen Gruppen bei der Mitteilung von Schmerzen unterschiedliche Verhaltensmuster bevorzugten: Jüdische Patienten zeigten sich eher pessimistisch gegenüber Ursachen und Therapie der Schmerzen, Italiener versuchten, sofortige Hilfe in Anspruch zu nehmen, die sie dann schnell zufriedenstellte. Amerikaner zeichneten sich durch eine phlegmatische und nüchterne Schmerzeinschätzung aus und ertrugen die Schmerzen ohne entsprechende Äußerungen. Irische Patienten hielten ebenfalls ihren Schmerz zurück und scheuten sich zudem, ihren Schmerz den Familienangehörigen gegenüber bekannt zu machen.

Offensichtlich spielen frühe Erfahrungen, Reaktionen und Einstellungen von sozialen Bezugspersonen (z. B. Eltern) für die spätere Form der Schmerzverarbeitung eine wesentliche Rolle. Dies geht einmal aus tierexperimentellen Untersuchungen von Melzack und Scott (1957) hervor, die Terrier vom frühesten Alter bis zur Reifezeit isoliert in Käfigen aufzogen, ohne daß sie mit normalen Umweltreizen konfrontiert wurden. Die isolierten Hunde waren später im Vergleich zu den nichtisolierten unfähig, normal auf aversive Reize zu reagieren. Beispielsweise führte die Erfahrung von Schmerzen (Nadelstiche, Verbrennungen) nicht zu einer Vermeidungsreaktion während der Konfrontation. Daraus leiteten Melzack (1973) und Craig (1986) die Vermutung ab, daß auch Kinder, die in Familien mit eher stoischem Schmerzumgang aufwachsen, bei späteren Schmerzerfahrungen wahrscheinlich toleranter reagieren als Kinder aus Familien, in denen dem Schmerz viel Aufmerksamkeit gezollt wird.

In einer umfangreichen Untersuchung an 1100 englischen Schulkindern bestätigte Apley (1975), daß Kinder mit starken abdominellen Schmerzen bis zu 6mal häufiger in sog. Schmerzfamilien aufwuchsen, bei denen eine Inzidenz von Bauchschmerzen bekannt war.

In diesem Zusammenhang führte Sternbach (1974) den Begriff "Schmerz-Spiele" ein, um zu verdeutlichen, daß die Verhaltensweisen wichtiger sozialer Bezugspersonen eine bedeutsame Rolle für die Entstehung und Aufrechterhaltung chronischer Schmerzen haben. Gleichzeitig wies er darauf hin, daß diese schmerzspezifischen Kommunikationsmuster in der psychologischen Schmerzbehandlung berücksichtigt werden müssen. Block et al. (1980) illustrierten diese Möglichkeiten in einer interessanten Studie, in der Patienten in einem klinischen Interview stärkeren Schmerz angaben, wenn sie wußten, daß ihr mitleidig reagierender Partner dem Interview durch eine Einwegscheibe zuhörte. Im Unterschied dazu gaben Patienten mit eher gleichgültigen Partnern weniger Schmerzen an. Wurden beide Gruppen informiert, daß ein neutraler Beobachter das Interview verfolgte, unterschieden sich die angegebenen Schmerzstärken beider Gruppen nicht signifikant.

Persönlickeitsspezifische Aspekte und Schmerz

In einer Reihe von Studien (Lynn u. Eysenck 1961; Bond 1973) konnten deutliche Unterschiede in der Schmerzäußerung zwischen introvertierten und extravertierten Patienten festgestellt werden. Der Ausdruck von Schmerz erscheint mit Extraversion und Neurotizismus eng, die Schmerzhemmung hingegen mit Introversion assoziiert. Dies geht aus einer klinischen Studie bei finalen Krebspatienten hervor (Bond u. Pilowsky 1966), bei der die Beziehung zwischen Neurotizismus und Introversion/Extraversion mit der Schmerzwahrnehmung und dem Ausmaß des Analgetikakonsums untersucht wurde. Es ergaben sich positive Beziehungen zwischen der Stärke des Neurotizismus und dem Ausmaß der Schmerzerfahrungen, wohingegen die geäußerten Schmerzen und die geforderte Analgetikamenge positiv mit dem Extraversionsgrad korrelierten. Die Neurotischen und Introvertierten scheinen unabhängig von vorhandenem Schmerzgrad eher schweigend zu leiden, die Extravertierten hingegen hatten keine Schwierigkeiten, ihre Schmerzen mitzuteilen.

Experimentelle und klinische Untersuchungen belegen eine enge Beziehung zwischen Angst und Schmerz. Generell kann davon ausgegangen werden, daß eine Zunahme an Angst mit einer Zunahme von Schmerz einhergeht. Wurde die Angst von Versuchspersonen vor einem erwarteten schmerzhaften Ereignis durch Kontrolle über dieses Ereignis reduziert, so hatte dies eine Erhöhung der Schmerzschwelle zur Folge (Hill et al. 1952). Ebenso ließ sich in Studien über den Geburtsschmerz zeigen, daß ängstliche Frauen während der Geburt an stärkeren Schmerzen litten als nichtängstliche (Wilson-Evered u. Stanley 1986). Ähnliches wurde für den postoperativen Schmerz gezeigt (Pickett u. Clum 1982).

Timmermanns und Sternbach (1974) wiesen eine enge Beziehung zwischen Depression und Schmerz nach und zeigten, daß eine Minderung der Depression mit einer Schmerzerleichterung verbunden ist. Zum Beispiel konnte beim Zahnschmerz gezeigt werden, daß depressive Patienten bei antidepressiver Medikation vor der Behandlung weniger Schmerzen erfuhren (Gershman u. Reade 1987). Allerdings ist nicht auszuschließen, daß die antidepressive Medikation selbst spezifische analgetische Effekte hat. Dies erscheint zumindest durch laborexperimentelle Untersuchungen mit Imipramin wahrscheinlich (Bromm et al. 1986).

Allerdings ist unklar, ob Depression zu einer gesteigerten Schmerzwahrnehmung oder aber ob Schmerz zur Depression führt. Tatsächlich lehrt die klinische Erfahrung, daß die Klassifikation und Deskription chronischer Schmerzen und Depression sehr starke Ähnlichkeit haben und in der klinischen Praxis nur schwer unterschieden werden können. Dies zeigen Schmerzstudien an psychiatrischen Patienten, die häufig über ein gleichzeitiges Auftreten von Depression und Schmerz berichten (Mersky u. Spear 1967). Bei nichtpsychiatrischen Patienten jedoch ist die Koinzidenz von Schmerz und Depression weniger klar. So fanden Pilowsky und Spence (1976) nur bei 10 % ihrer Schmerzpatienten eine gleichzeitig bestehende Depression. Demgegenüber berichteten depressive Patienten häufiger von Schmerzen. Somit könnte man nach Birbaumer (1984) annehmen, daß Depression häufiger zu Schmerz, aber Schmerz nicht notwendigerweise zu Depression führen muß.

Überlegungen von Larbig (1982) und Studien von Kobasa et al. (1979) gehen davon aus, daß "hardiness" eine positive Rolle bei der Modulation von Schmerz und streßinduzierten Erkrankungen spielen kann. Personen mit ausgeprägter hardiness zeigen nach Kobasa (1982a, 1982b, 1984) eine positive Akzeptanz für soziale und berufliche Herausforderungen, starke persönliche Bereitschaft zum Wettstreit mit anderen, und sie sind überzeugt, daß sie bei plötzlich auftretendem sozialen Wandel zur Kontrolle fähig sind und über geeignete Bewältigungsfertigkeiten verfügen. In mehreren Studien an stark gestreßten Armeeoffizieren (n = 105), Rechtsanwälten (n = 157) und Frauen mit Zervixkarzinom (n = 100) konnte Kobasa (1982a, 1982b, 1984) demonstrieren, daß Personen mit hohen hardiness-Werten wesentlich geringere gesundheitliche Probleme aufwiesen oder bei bestehenden Erkrankungen (z. B. Zervixkarzinom) über geringere Schmerzen berichteten und bessere Lebensaussichten hatten, als diejenigen, die nur geringe hardiness zeigten, obwohl keine wesentlichen Unterschiede im Grad der Streßbelastung zwischen den Gruppen festzustellen waren. Positive Selbstüberzeugungen über den Sinn des Lebens und über die Kontrollierbarkeit alltäglicher Lebensumstände, Offenheit gegenüber sozialem Wandel, positives Engagement in Beruf und Familie und die Bereitschaft, Herausforderungen anzunehmen, scheinen gegenüber Schmerz und Krankheit zu immunisieren und die Widerstandsfähigkeit zu erhöhen (Birbaumer 1984, 1986).

Aktivierung, Aufmerksamkeit, Ablenkung und Schmerz

Der Grad autonomer Aktivierung und das damit zusammenhängende Ausmaß an Aufmerksamkeit, mit der ein drohendes oder aktuell bestehendes Schmerzereignis antizipiert und wahrgenommen wird, können wirksame Mechanismen zur Abwehr von Schmerzen darstellen. Experimentell konnte der Zusammenhang zwischen Aufmerksamkeit und Schmerz an Untersuchungen ereigniskorrelierter Potentiale und langsamer Gleichspannungsverschiebungen gezeigt werden. In einer Studie von Buffington und Jacobson (1987) und in eigenen Arbeiten (Miltner et al. in Vorbereitung) konnte eine Verringerung des peak-to-peak-Ausmaßes der N150-P260-Komponente im nozizeptiv evozierten Potential erzielt werden, wenn Versuchspersonen ihre Aufmerksamkeit von dem experimentellen elektrischen Schmerzreiz ablenkten, indem sie während der Stimulation eine andere kognitive Aufgabe lösten. Dieser N150-P260-Komplex stellt ein quasiobjektives algesimetrisches Maß für die subjektive Intensitätswahrnehmung eines schmerzhaften Reizes dar und kann deshalb als ein zentralnervöser Parameter für die schmerzmodulierende Wirkung von Aufmerksamkeitsvorgängen interpretiert werden (Chapman u. Jacobson 1984; Miltner et al. 1988).

Auch langsame kortikale Potentiale (Gleichspannungsverschiebungen) des EEGs (LKP) wurden als neurophysiologisches Korrelat von Aufmerksamkeits- und Aktivierungsprozessen bei Schmerz verwandt. Es ergab sich, daß ablenkende Strategien mit einer Reduzierung der Negativierung der LKP und mit einer verminderten Schmerzwahrnehmung einhergingen (Rockstroh et al. 1982).

In anderen experimentellen Arbeiten, in denen zur Schmerzinduktion u. a. der Eiswassertest herangezogen wurde, konnte ebenfalls eine positive schmerzreduzierende Wirkung ablenkender Strategien gezeigt werden (Ahles et al. 1983; Farthing et al. 1984; McCaul u. Haugtvedt 1982). Auch in zahlreichen klinischen Studien an chronischen Schmerzpatienten wurden positive Effekte aufmerksamkeitsablenkender Instruktionen demonstriert (z. B. Rybstein-Blinchik 1979).

Felduntersuchungen an Feuerläufern, Hakenschwungzelebranten und Fakiren verdeutlichen die wichtige Funktion autonomer Aktivierungszustände bei der Schmerzwahrnehmung (zusammengefaßt bei Larbig 1982). Alle untersuchten Gruppen benutzten zur Schmerzkontrolle Trancerituale, die mit einer deutlichen Desaktivierung zentralnervöser und autonomer Funktionen einhergingen. Ein typisches Korrelat dieser Desaktivierung bestand in einer Zunahme langsamer Frequenzanteile im Spontan-EEG vor und während der Schmerzkonfrontation. Diese Ergebnisse bestätigen die Dissoziationshypothese von Hilgard (Hilgard u. Hilgard 1975), die besagt, daß die Schmerzkontrolle in der Regel mit einer zentralnervösen Desaktivierung (deutliche Zunahme der Theta-Aktivität über sensomotorischen und somatosensorischen Kortexarealen) bei gleichzeitiger peripherer Aktivierung (z. B. Blutdrucksteigerung) einhergeht. Der Unterschied zwischen kortikaler Desaktivierung und subkortikal-peripherer Aktivierung deutet auf einen selektiven "Mikroschlaf"-ähnlichen Zustand hin, über den die kortikale Schmerzverarbeitung abgeschwächt oder blockiert wird. Natürlich sind bei diesem dissoziativen Trancezustand auch aufmerksamkeitsablenkende Mechanismen beteiligt.

Verhaltensmedizinische Behandlungsansätze

Neben den oben beschriebenen Studien zur psychologischen Modulation schmerzhafter Zustände hat sich die verhaltensmedizinische Forschung vor allem mit der Entwicklung von Behandlungskonzepten für chronische Schmerzkrankheiten (Baar 1987) beschäftigt. Der Begriff Schmerzkrankheit soll dabei herausstellen, daß es sich um eine Verselbständigung der Schmerzen vom körperlichen Substrat handelt, mit daraus resultierenden massiven psychischen Problemen und erheblichen Einschränkungen der gesamten Lebensqualität. Patienten mit solchen Schmerzkrankheiten weisen nicht nur einen chronischen Schmerzverlauf auf, sondern zeigen zusätzlich eine Reihe psychopathologischer Veränderungen (Depression, Ängste, Suizidneigung, sexuelle Probleme, Medikamentenabusus etc.), die die Schmerzproblematik in der Regel aufrechterhalten und verschlimmern.

Indikationen für eine verhaltensmedizinische Behandlung von Schmerz

Verhaltensmedizinische Behandlungsverfahren sind isoliert oder in Kombination mit medikamentösen Verfahren bei folgenden Bedingungen indiziert:
1. Wenn sie sich als effektiver als rein medizinische Verfahren erwiesen haben;
2. bei psychosomatischen Erkrankungen, bei denen Schmerz ein zusätzliches Problem darstellt, bei psychogenen Schmerzen (durch Angst oder Depression verursacht) und bei Schmerzen, die eine starke soziale Komponente haben;
3. bei Schmerzen ohne nachweisbaren Organbefund, bei denen psychodiagnostische Untersuchungen (Verhaltensanalyse und Testdiagnostik) psychologische Ursachen als sehr wahrscheinlich identifiziert haben;
4. bei Schmerzen mit Organbefund, bei denen bislang realisierte, rein medizinische Behandlungsmethoden keine anhaltenden Besserungen erbrachten;
5. bei Schmerzen mit Organbefund, deren Bekämpfung mit somatisch medizinischen Methoden zu negativen organischen und/oder psychischen Nebenwirkungen führt;
6. bei Schmerzen mit Organbefund, wenn depressive Verstimmungen und/oder Angststörungen vorliegen;
7. wenn die Schmerzen mit Organbefund bei medizinischen Diagnose- und Behandlungsverfahren psychologische Probleme erwarten lassen, die den Verlauf der medizinischen Behandlung negativ beeinflussen (in Ergänzung zu den medizinischen Behandlungsverfahren);
8. bei Schmerzen mit Organbefund, wenn durch psychologische und soziale Bedingungen (z. B. Angst) die Anwendung der indizierten medizinischen Therapie unterbleibt oder durch soziale Umstände behindert wird;
9. wenn psychologische und/oder soziale Bedingungen die Entstehung von Schmerzen mit oder ohne Organbefund erwarten lassen und eine effektive psychologische Behandlung zur Verfügung steht, die das Auftreten der Schmerzzustände verhindert oder in ihrer Intensität reduzieren kann (Prävention).

Operante Methoden

Unter dem Begriff "operante Methoden" werden in der verhaltensmedizinischen Literatur Verfahren zusammengefaßt, die sich hauptsächlich auf die Veränderung von Problemstellungen konzentrieren, die sich daraus ergeben, daß chronische Schmerzpatienten durch den meist langen Verlauf ihrer Schmerzen mit der Zeit ihr Leben oder zumindest wesentliche Teile desselben dem Schmerzproblem anpassen. Ziel ist dabei nicht so sehr die direkte Beeinflussung des Schmerzerlebens, sondern die Modifikation von Verhaltensweisen, die in der individuellen Auseinandersetzung mit der Schmerzkrankheit erlernt wurden und als exzessive (unangemessene) Behinderungen auffällig werden.

Zu solchen unangemessenen Verhaltensauffälligkeiten können gerechnet werden:
- exzessive Schonung; zu frühes, langes und häufiges Benutzen von Gehhilfen; zu häufige Bettruhe mit der Folge, daß die körperliche Belastbarkeit und Ausdauer unangemessen herabgesetzt ist;
- starke und häufige Konzentration auf die Schmerzen und unangemessenes Klagen oder Jammern, weil dadurch z. B. soziale Aufmerksamkeit durch andere Personen erzielt wird oder besonders belastende Anforderungen in Beruf, Familie und Freizeit vermieden werden können;
- starke soziale Isolierung infolge der ersten beiden Punkte;
- exzessiver Schmerzmittelkonsum, mit Verdacht auf Analgetika- oder Psychopharmakaabusus;
- unangemessene Nutzung des Gesundheitswesens (häufiger Arztwechsel), mangelnde Compliance.

Obwohl von Patient zu Patient die Therapieziele variieren, enthalten operante Verfahren 5 zentrale Anliegen (vgl. Fordyce 1976):
1. Verbesserung des Aktivitätsniveaus, sowohl allgemein als auch bezogen auf jene Verhaltensbereiche, die beeinträchtigt worden sind;
2. Reduktion von Schmerzverhalten und Reduktion der Einnahme von schmerzreduzierender Medikation;
3. Reduktion der Inanspruchnahme von klinischen Institutionen zur Diagnose und Behandlung des Schmerzproblems;
4. Aufbau von "gesundem Verhalten", einschließlich Verbesserung sozialer Fertigkeiten (social skills) und interpersoneller Kommunikation;
5. Modifikation schmerzverstärkender Verhaltensweisen in der unmittelbaren sozialen Umgebung des Patienten; z. B. Reduktion von Mitleidsäußerungen bei Jammern und Klagen, dafür Förderung von Anerkennung und Lob durch soziale Bezugspersonen (Familienmitglieder, Kollegen, Freunde), wenn der Schmerzpatient über Themen und Sachverhalte spricht, die nichts mit dem Schmerz zu tun haben oder die seiner Bewältigung dienen.

Wie oben bei den Indikationen angeführt, sind operante Verfahren nicht nur bei Schmerzen ohne Organbefund, sondern auch bei Schmerzen mit organischer Komponente indiziert, sofern die Anamnese deutliche Hinweise erbracht hat, daß psychologische Faktoren, wie zuvor beschrieben, bei der Aufrechterhaltung und Verschlimmerung eine wesentliche Rolle spielen. In diesen Fällen werden diese Verfahren neben medizinischen Behandlungsmaßnahmen als Zusatztherapie nützlich sein.

Bei den folgenden Maßnahmen ist darauf zu achten, daß sie nicht isoliert eingesetzt werden, sondern in Kombination. Die Zuwendung der Umgebung sollte auf schmerzüberwindendes Verhalten gerichtet sein.

Verbesserung des Aktivitätsniveaus. Zahlreiche Daten belegen den Zusammenhang von Aktivitätsanstieg und Abnahme des Schmerzverhaltens. Untersuchungen bei Patienten mit Kreuzschmerzen zeigen z. B., daß mit zunehmender Anzahl von ausgeführten Belastungsübungen (Treppensteigen, längere Strecken gehen, leichter Sport etc.) die Schmerzreaktionen abnehmen. Wie bei allen vorerst extern verordneten Maßnahmen, die später von der Person selbst regelmäßig in den Tagesablauf eingeplant werden müssen, wird die Rückfallquote hoch sein, wenn nicht Maßnahmen getroffen werden, die dem Patienten helfen, diese Übungen in seinen Alltag zu integrieren (siehe "Kognitive Selbstkontrolle", S. 73). Zusätzlich müssen Bedingungen geschaffen werden, daß Familienmitglieder, Freunde und Kollegen den Patienten bei diesen Änderungen unterstützen, indem sie schmerzunverträgliche Verhaltensweisen durch Zuwendung, Lob oder andere Formen der Belohnung verstärken und schmerzbezogene Änderungen weitgehend unbeachtet lassen.

Medizinische Kontraindikationen bei schweren organischen Erkrankungen sind beim Aufstellen von Aktivitätsprogrammen zu beachten.

Reduktion der schmerzkontingenten Medikation. Diese Maßnahme ist von der Organdiagnose abhängig und kann nur in enger Kooperation zwischen behandelndem Arzt und Psychologen erfolgen. Die Analgetikagabe sollte nach einem festen Zeitplan erfolgen, nicht im Schmerzanfall auf Verlangen. Wo es möglich ist, sollten die Zeitintervalle zwischen der Medikation zunehmend ausgedehnt werden. Wenn ein Ziel der Therapie die Entwöhnung von Analgetika ist, kann die Medikation in eine stets gleich aussehende und gleichschmeckende Flüssigkeit gemischt und die aktiven Ingredienzen schrittweise reduziert werden, ohne daß der Patient das Ausmaß der Reduktion kennt. Dies setzt jedoch voraus, daß der Patient und seine Familie über den Sachverhalt der Reduktion informiert wurden ("pain-cocktail").

Bei terminalen oder unbehandelbaren Krebsschmerzen sind diese Prinzipien natürlich nicht anwendbar. Untersuchungen zur Effektivität liegen u. a. von Birbaumer und Haag (1982) und Miltner et al. (im Druck) bei Migränedetoxifikation vor, die belegen, daß eine Abnahme der Medikation die Voraussetzung für eine langfristige Schmerzreduktion darstellt.

*Reduktion der Inanspruchnahme medizinischer Einrichtung*en. Olbrisch (1977) gibt eine Übersicht über Maßnahmen zur Verringerung der Inanspruchnahme medizinischer Einrichtungen und deren Effektivität: Ein kurzes Aufklärungsgespräch mit dem Arzt und/oder einem Psychotherapeuten, in dem der Patient über die Zusammenhänge zwischen psychologischen Faktoren und Schmerz informiert wird, hat einen erheblichen Einfluß auf die Frequenz der Besuche (36 % der Patienten reduzierten ihre Symptome).

Über die Wirksamkeit operanter Programme liegen einige Untersuchungen vor, die schwer vergleichbar sind, da unterschiedliche Störungen behandelt und unterschiedliche Methoden angewandt wurden.

Eine kontrollierte Vergleichsstudie mit Nachuntersuchungen von 1-8 Jahren wurde von Roberts und Reinhardt (1980) berichtet. Die Autoren verglichen 26 chronische Schmerzpatienten mit 20 Kontrollpersonen und 12 unmotivierten Patienten. Alle Patienten hatten häufige Operationen und Krankenhausaufenthalte hinter sich und alle waren arbeitsunfähig. 77 % der Patienten erzielten 1-8 Jahre nach Beendigung der Behandlung folgende Erfolgskriterien: mindestens 8 h tägliche Aktivität am Arbeitsplatz oder in der Familie, keine finanzielle Entschädigung für die Krankheit, keine erneute Hospitalisation, keine Medikamenteneinnahme bei Schmerzanfällen.

Zusammenfassend kann aus den bislang publizierten kontrollierten Untersuchungen der Schluß gezogen werden, daß operante Programme langfristige positive Effekte bei Untersuchung verschiedener Parameter des Erfolgs (Medikation, Schmerzen, Inanspruchnahme medizinischer Institutionen, subjektive Zufriedenheit) bewirken, die über Plazeboeffekte (die bei diesen Patienten im Durchschnitt 35 % der Effekte erklären können) deutlich hinausgehen. Unklar bleibt auch hier die differentielle Indikation (wovon profitiert welcher Patient langfristig?). Eine empirische Zuweisung der Patienten zu der für sie optimalen psychologischen Therapie könnte die Effektivität dieser Verfahren erheblich steigern.

Entspannung und Meditation

Die häufig untersuchten Methoden sind progressive Muskelentspannung (Jacobson), autogenes Training (Schultz) und Meditationsverfahren. Voraussetzung für eine anhaltende Wirksamkeit von Entspannungsverfahren über Plazeboeffekte hinaus ist die kontinuierliche Fortführung der Übungen zu Hause und/oder im beruflichen Alltag. Kontrollierte Untersuchungen über die Effektivität liegen für verschiedene Schmerzzustände vor. Angesichts der Vielzahl der Arbeiten sollen hier nur die wichtigsten Befunde zusammengefaßt werden. Indiziert sind die Entspannungsverfahren vor allem bei Vorliegen eines *Angst-Spannungs-Schmerz-Zyklus*, den sie in der Regel unterbrechen können, wenn sie hinreichend lange (Wochen bis Monate) täglich geübt werden. Effektivitätsunterschiede zwischen den unterschiedlichen Entspannungsverfahren wurden bisher nicht ausreichend untersucht, wenn man beachtet, daß nur Arbeiten aussagekräftig sind, die zumindest eine Plazebokontrollgruppe aufweisen oder auf solche Bezug nehmen (Turner u. Chapman 1981). Eine positive Wirkung von Entspannung und Meditation ist bei folgenden Störungen belegt: Phantomschmerz, Geburtsschmerz, Bruxismus, Spannungskopfschmerzen, Migräne (Turner u. Chapman 1981; Andrasik 1986). Bei Kreuzschmerzen scheint EMG-Biofeedback effektiver als Entspannung zu sein (Belar u. Kibrick 1986).

Hypnose und Imagination

Trotz der extensiven Erforschung der Mechanismen, die für Hypnoseeffekte verantwortlich sind, existieren wenig interpretierbare Untersuchungen über langfristige therapeutische Effekte bei chronischen Schmerzen. Daß Hypnose ein wirksames Verfahren zur Beseitigung *akuter* Schmerzzustände einschließlich solcher bei operativen Eingriffen darstellt, wurde mehrfach belegt (Fromm u. Shor 1979; Revenstorf 1988).

Die spektakulären, meist nur in Einzelfällen berichteten Effekte der Hypnose (Amputationen, Schmerz bei ausgedehnten Tumoren, Brandwunden, Warzen) wurden wahrscheinlich bei extrem suggestiblen Personen erzielt. Nach einer Selektion der geeigneten Patienten ist Hypnose als Verfahren einzustufen, das über die übliche 35 %-Plazebo-Besserungsrate hinaus wirksam ist (Barber u. Adrian 1982; Barber 1986).

Die psychologischen und physiologischen Mechanismen bei Hypnose sind zwar nicht ausreichend geklärt, aber einige wichtige Einflußfaktoren konnten durch die Experimente von Barber et al. (vgl. Barber 1986) aufgeklärt werden. Demnach scheint Hypnose keinen speziellen Trancezustand darzustellen, der von anderen Wachzuständen verschieden ist.

Die meisten Effekte der Hypnose können auch ohne die speziellen Induktions- und Entspannungsprozeduren erzielt werden. Voraussetzung für die Wirksamkeit ist eine hohe positive Bereitschaft (Erwartung) auf Seiten des Patienten, die Instruktionen des Therapeuten zu akzeptieren, und eine positive Überzeugung des Therapeuten, daß bei einem gegebenen Patienten Effekte erzielbar sind (vgl. Revenstorf 1988).

Therapieerfolge mit Hypnose wurden bei folgenden Schmerzzuständen in kontrollierten Studien nachgewiesen:
Chronische Schmerzen unklarer Genese. Elton et al. (1979) verglichen 5 Gruppen zu je 10 Patienten mit chronischen Schmerzen. Insgesamt gesehen erwiesen sich für die Intensitätsreduktion Hypnose und Biofeedback als wirksamste Verfahren. Bei der variablen Schmerzdauer war Hypnose allen übrigen Gruppen überlegen, in der Medikationsreduktion waren die ersten 3 Gruppen (Hypnose, Biofeedback, Verhaltenstherapie) deutlich besser als die Kontrollgruppen. Der Therapieeffekt hielt bei der Mehrzahl der Patienten über einen follow-up-Zeitraum von 3 Jahren an.
Spannungskopfschmerz. Die wenigen interpretierbaren Studien hierzu weisen auf gleiche Effektivität von Hypnose, EMG-Biofeedback und Entspannung hin. Zwei Studien fanden einen überlegenen Effekt von Hypnose gegenüber einer Analgetikamedikation (DePiano u. Salzberg 1979).

Kognitive Selbstkontrolle

Unter Selbstkontrolle wird im allgemeinen die Möglichkeit verstanden, durch interne, meist verbale, informationsverarbeitende Prozesse Verhalten und physiologische Reaktionen beeinflussen zu können. Selbstkontrolle scheint dabei weitgehend unabhängig von extern gegebenen Verhaltenskontingenzen (z. B. von positiven Konsequenzen, die das Verhalten bei anderen sozialen Bezugspersonen auslöst: Belohnung, Lob etc.). Wenn Personen in der Lage sind, ihr Verhalten in Abhängigkeit von *internen Kontingenzen* (Eigenlob, Stolz etc.) zu regulieren, wird der therapeutische Effekt länger anhalten, nachdem die kontrollierenden Reize (Therapeut, Therapiemethode) nicht mehr vorhanden sind.

Der Vorgang der Selbstregulation durchläuft in der Regel 4 Stadien: *Problemidentifizierung.* Die Person identifiziert durch Selbstbeobachtung, an welchen Punkten der "normale" Verhaltensablauf gestört ist. Sie trifft dann eine Entscheidung für eine Verhaltensänderung. Danach tritt die Person in die *Selbstregulationsphase* ein, in der sie ihr eigenes Zielverhalten beobachtet und mit den selbst gesetzten Standards vergleicht (*Entscheidung, Selbstbewertung*). Nach dem erreichten oder nichterreichten Ziel folgen als letztes Stadium *Selbstbelohnungen* oder *-bestrafungen*. In den Endphasen der Selbstregulation fällt die bewußte Kontrolle zunehmend weg, und es kommt zu einer Automatisierung dieses negativen Rückmeldezyklus (Kirschenbaum u. Tomarken 1982). Zentrales Anliegen ist die Erhöhung von erlebter *Selbsteffektivität* als unvereinbar mit aversiven Zuständen, Unsicherheit und Hilflosigkeit.

Aufmerksamkeitsfokussierung, Ablenkung und Vorstellung werden dabei als zentrale Bewältigungsstrategien eingesetzt:
- externale Aufmerksamkeitslenkung (Fokussierung auf Umgebungsreize, z. B. Raumausstattung anstatt auf den Schmerz);
- internale Aufmerksamkeitslenkung (Konzentration auf Gedanken, Kopfrechnen, Nachdenken);
- Somatisierung (Lenkung der Aufmerksamkeit auf stimulierte Körperzonen bei gleichzeitiger Distanzierung vom Schmerz durch Vorstellungen, die Körperseite wäre unempfindlich; genaues Beschreiben der schmerzhaften Körperreaktionen);
- imaginative Unaufmerksamkeit (angenehme, schmerzinkompatible Phantasien);
- imaginative Transformation des Schmerzes (Neuinterpretation der aversiven Schmerzstimulation als "willkommene" Erfahrung, Autosuggestion schwacher Reizung);
- imaginative Transformation des Kontextes der Schmerzerfahrung (neue Geschichte um den Schmerz bauen, in der der Schmerz eine andere Bedeutung erhält; vgl. Larbig 1982).

Selbstverbalisation spielt eine weitere bedeutsame Rolle bei allen Selbstkontrollverfahren (z. B. ablenkende Instruktionen, verbale Betonung der positiven Effekte der Bewältigung, positive Vorstellungen und anderes).

Bullinger und Turk (1982) beschrieben ein *Schmerzimpfungstraining* für akuten Schmerz, das aus folgenden Elementen besteht: a) Aufbau neuer Verhaltenspläne in der Vorbereitung auf den schmerzhaften Stressor (z. B. "Ich weiß, der Schmerz wird wiederkommen ... wenn das der Fall ist, werde ich nicht in Panik geraten, sondern schrittweise versuchen, mir selbst Instruktionen für Gedanken und Verhaltensweisen zu geben, von denen ich überzeugt bin, daß sie mir tatsächlich helfen können" etc.); b) gedankliche und tatsächliche Konfrontation mit dem Schmerz (z. B. "Wenn der Schmerz da ist, dann achte darauf, daß Du Dich entspannst; wenn das nicht hilft, versuche, Dich durch ein Telefongespräch abzulenken" etc. ... "Jetzt ist er da, also langsam, nicht in Panik geraten; achte auf Deine Pläne, gehe nun Schritt für Schritt diese Pläne durch! Auch wenn einzelne Schritte scheitern, bleibe am Ball!" etc.); c) Verhalten in kritischen Situationen (z. B. Aufstellung von Plänen, die durchgeführt werden sollen, wenn man nachts oder ohne Voranzeichen plötzlich von Schmerz überrascht wird); d) Verstärkung für erfolgreiches Bewältigen (z. B. "Toll, die letzten fünf Minuten hat die Entspannung zu einer leichten Minderung meiner Schmerzen geführt, weiter so, gut" etc.).

Selbstkontrollmethoden stellen einen erfolgversprechenden Zugang zur Schmerzkontrolle dar, weil sie die Generalisation des Bewältigungsverhaltens und die Vermeidung von Rückfällen explizit in ihr Trainingsprogramm einbauen (Kirschenbaum u. Tomarken 1982).

In einer Studie bei Kopfschmerzpatienten konnten Birbaumer und Haag (1982) zeigen, daß kognitive Methoden im Durchschnitt mit Biofeedback und Sozialtraining gleichwertig sind, aber verschiedene Patienten unterschiedlich auf eine Therapie ansprechen und daher eine Vorauswahl der geeigneten Patienten über verhaltensanalytische Interviews zu Verbesserungen führt.

Köhler (1982) verglich in einer eindrucksvollen Untersuchung ein kognitives Schmerzbewältigungstraining (8 Sitzungen) mit Plazebobedingungen an 86 schweren Polyarthritikern und konnte hier an einer Reihe von Schmerzmaßen die signifikante Effektivität eines kognitiven Selbstkontrollprogramms nachweisen.

Turner und Chapman (1981) behandelten ambulante Kreuzschmerzpatienten (low back pain) mit einem kognitiven Programm und erzielten eine signifikante Verringerung der Schmerzintensität (visuelle Analogskala) und Depression im Vergleich zu einer Wartelistengruppe. Diese Effekte blieben im follow-up-Zeitraum von 1,5-2 Jahren stabil, wobei eine weitere Reaktion medizinischer Vorsorgemaßnahmen (Arztbesuche etc.) zu beobachten war.

Biofeedback (biologische Selbstregulation)

Wenn eine autonome oder zentralnervöse physiologische Variable mit dem Schmerzerleben in ursächlichem Zusammenhang steht, kann der Patient über Rückmeldung diese Variable in die gewünschte Richtung modifizieren. Ob die erlernte Kontrolle einen dauerhaften Einfluß auf das Schmerzerleben hat, wird von den Möglichkeiten des Individuums abhängen, die gelernte Regulation auch außerhalb des Labors ohne Rückmeldung auszuführen (Birbaumer u. Kimmel 1979; Schwartz 1987).

Die folgende Tabelle (Tabelle 1) gibt eine Zusammenfassung der Ergebnisse kontrollierter Effektivitätsstudien zur Wirksamkeit verschiedener Biofeedbackverfahren. Zu betonen ist, daß die elektronische Rückmeldung einer physiologischen Größe allein (z. B. EMG-Biofeedback der Nackenmuskulatur über 20 Sitzungen hinweg) keine positiven Effekte hat. Jedes Biofeedbacktraining muß in ein breites verhaltenstherapeutisches Programm eingebettet sein. Die durchschnittliche Sitzungszahl beträgt in den Untersuchungen 20 Sitzungen à 60 min. Je mehr Sitzungen, um so besser der Effekt. Maximale Effektivität erzielen jene verhaltenstherapeutischen Verfahren, die Biofeedbackübungen in der sozialen (familiär, beruflich) Realität durchführen und/oder die sozialen Bezugspersonen des Patienten einbeziehen (Schwartz 1987). Voraussetzung für die Stabilität der Biofeedbackschmerzprogramme ist eine substantielle Reduktion der Schmerzmedikation (Miltner et al. 1986).

Tabelle 1. Zusammenfassung der Ergebnisse kontrollierter Effektivitätsstudien zur Wirksamkeit verschiedener Biofeedbackverfahren.

Störung	Rückgemeldete physiologische Variable und Ort der Ableitung	Vergleichsgruppen	Nachuntersuchungszeitraum	Ergebnis	Autoren (zusammenfassende Darstellungen)
Spannungskopfschmerz	Frontalis-EMG Nacken-Schulter EMG	Entspannung Wartelisten	bis zu 3 J.	Kein Unterschied zu Entspannung. Signifikant besser als Wartelisten u. Placebo	Miltner et al. 1986
Rückenschmerzen (low back pain)	EMG d. paraspinalen Muskulatur	Entspannung Gesprächstherapie, medizinische Behandlung	2 J.	Erfolgreich besonders bei hohen paraspinalen EMG-Werten. Im Durchschnitt kein Unterschied zur Entspannung	Dolce et al. 1985 Flor 1984
Gesichtsschmerzen (Temporomandibular joint pain)	EMG d. betroffenen Gesichts- u. Halsmuskel	zahnmedizinische Versorgung Entspannung	1 J.	Bestes Ergebnis bei Kombination zahnmedizinischer u. EMG-Behandlung	Dahlström et al. 1985
Gewöhnliche u. klassische Migräne	Handtemperaturerhöhung, Konstriktion d. A. temporalis (Vasokonstriktionstraining)	Entspannung Wartelisten Medikation Verhaltenstherapie (VT)	4 J.	Vasokonstriktionsbiofeedback ist Handerwärmungstraining u. Entspannung klar überlegen. Kein Unterschied zwischen Vasokonstriktionstherapie u. Verhaltenstherapie (kognitive u. soziale Therapie)	Miltner et al. 1986 Gerber 1986

aus: Birbaumer u. Larbig 1986

Sozialtraining (Erwerb sozialer Kompetenz)

Die unter dem Begriff Sozialtraining zusammengefaßten Maßnahmen gehören neben Desensibilisierung und Reizüberflutung zu den weit verbreiteten und in ihrer Wirksamkeit gut dokumentierten verhaltensmedizinischen Maßnahmen. Ihre Anwendung auf Schmerzpatienten wurde vor allem im Rahmen der oben bereits skizzierten operanten Schmerzprogramme und in Schmerzkliniken untersucht. Sozialtraining umfaßt eine Reihe von Maßnahmen, die sowohl im Rollenspiel als auch in der sozialen Realität, meist in Gruppen oder mit primären Bezugspersonen (Partnerschaftsübungen) geübt werden: Modellernen sozialen Verhaltens in schwierigen Situationen, Üben des nonverbalen Ausdrucks von Gefühlen (Blickkontakt, Mimik, Gestik), verbale Kommunikation (Vermeiden indirekter, unklarer Kommunikation), Lernen positiver Gefühlsäußerungen und assertiv-aggressiver Verhaltensweisen in spezifischen Situationen, Partnerschafts- und familiäre Kommunikation (siehe operante Methoden, S. 69).

Kontrollierte Untersuchungen zur Effektivität werden für chronische Schmerzen (Kremer et al. 1979; Larbig 1982), für Migräne (Birbaumer u. Haag 1982; Gerber 1986; Miltner et al. im Druck), für Krebsschmerzen (Gordon et al. 1980) berichtet. Weitere Beispiele wurden von Fedoravicius und Klein (1986) zusammengefaßt.

Schmerzkliniken

In den letzten Jahren wurden vor allem in den USA Schmerzkliniken gegründet, um dem chronischen Schmerz als komplexes Verhaltensmuster auch in der Behandlung besser gerecht werden zu können. Übereinstimmung besteht in den meisten Schmerzkliniken, daß Schmerzkrankheiten und chronische Schmerzzustände auf Dauer nur von einem interdisziplinären Team von Ärzten, Psychologen und Sozialarbeitern behandelbar sind. Die Schmerzkliniken bieten neben der medizinisch-pharmakologischen Betreuung verhaltensmedizinische Verfahren an. Die Ausgangsbasis für die Behandlung ist eine gründliche medizinische Diagnostik, eine ausführliche psychologische Verhaltensanalyse und tägliche Aufzeichnungen verschiedener Parameter des Schmerzes, die der Patient in Form eines Tagebuches selbst vornimmt (z. B. Schmerzintensität, -häufigkeit und -qualität; Aktivität, Medikation, Stimmung). Jeder Patient erhält nach der medizinischen Aufnahmeuntersuchung neben der ärztlichen eine klinisch psychologische und in vielen Kliniken auch eine sozialpädagogisch/sozialarbeiterische Betreuung. Das therapeutische Programm besteht in der Regel aus multimodalen Behandlungsplänen: Entspannungstraining, soziales Kompetenztraining, kognitive Selbstkontrolle (häufig mit Hypnose), Übungen zur Aktivitätserhöhung und Verbesserung der Belastbarkeit. Änderung der Medikation (Analgetika werden nicht mehr schmerzkontingent verabreicht und langsam reduziert) und Biofeedback werden je nach vorliegender Störung kombiniert. Wenn möglich wird die Familie mit einbezogen, um häusliche Konflikte und negative familiäre, schmerzaufrechterhaltende Einflüsse (schmerzkompatible Verstärkerpläne: Mitleid etc.) zu modifizieren. Die Schmerzzentren haben in den USA im Vergleich zu privaten Arztpraxen im Durchschnitt stärker depressive, mehr auf Krankheit fixierte, hypochondrische und gefühlsgestörte Patienten zu betreuen, deren Rückfallquote höher als bei psychopathologisch weniger auffälligen Patienten ist.

Die Effektivität einer klinischen Institution wie der Schmerzklinik ist schwer zu evaluieren, da keine adäquaten "Kontrollinstitutionen" zur Verfügung stehen und die Selektionskriterien für die Aufnahme den Therapieerfolg entscheidend mitbestimmen. Erfolgsuntersuchungen über mehrere Jahre (Wooley et al. 1978) zeigen hohe Rückfallquoten bei prognostisch ungünstigen Patienten und anhaltende Schmerzreduktion bei prognostisch positiv eingestuften Patienten. Berichte anderer multidisziplinärer Schmerzkliniken weisen günstigere Erfolge auf: gute Resultate bei 60 % der behandelten Patienten (n=20) mit Katamnesen von 1-5 Jahren (Guck et al. 1985), wobei die Therapieresultate den oben erwähnten strengen Erfolgskriterien von Roberts und Reinhardt (1980) genügen; 37 % von 270 Patienten mit partieller oder völliger Schmerzreduktion

(Hallet u. Pilowsky 1982); signifikante Besserungsraten hinsichtlich Analgetikakonsum, verbal-nonverbalem Schmerzverhalten, Aktivität, Berufstätigkeit bei 121 Patienten auch bei der Nachuntersuchung nach einem Jahr (Cinciripini u. Floreen 1982).

Zusammenfassung

Psychologische Behandlungsmethoden haben sich bei einer Vielzahl chronischer und akuter Schmerzzustände als wirksam erwiesen: Wirksamkeit wurde unterschiedlich definiert als statistisch abgesicherte Reduktion des Schmerzverhaltens im Vergleich mit einer Plazebobehandlung, mit medizinischen Verfahren (Medikation), Wartegruppen oder mit anderen psychologischen Therapien. Unklar bleibt die differentielle Indikation der einzelnen Methoden: Welcher Patient (mit definierter Störung) profitiert optimal von welcher Therapie?

Unklar sind weiterhin die psychologischen und physiologischen Wirkmechanismen bei einigen der berichteten Behandlungsansätze, auch wenn ihre Effektivität belegt wurde. Grundlagenforschung und klinisch-experimentelle Psychotherapieforschung innerhalb der Verhaltensmedizin müssen eng kooperieren, um sowohl eine bessere Therapiezuweisung des Schmerzpatienten (differentielle Indikation) zu ermöglichen als auch die physiologischen und psychologischen Wirkgrößen zu identifizieren.

Literatur

Ahles TA, Blanchard EB, Leventhal H (1983) Cognitive control of pain: Attention to the sensory aspects of the cold pressor stimulation. Cognitive therapy and research 7:159-178
Andrasik F (1986) Relaxation and biofeedback for chronic headaches. In: Holzman AD, Turk DC (eds) Pain management. A handbook of psychological treatment approaches. Pergamon Press, New York Oxford Toronto Sydney Frankfurt
Apley J (1975) The child with abdominal pains. Blackwell, Oxford
Baar HA (1987) Schmerzbehandlung in Praxis und Klinik. Springer, Berlin Heidelberg New York
Barber J (1986) Hypnotic analgesia. In: Holzman AD, Turk DC (eds) Pain management. A handbook of psychological treatment approaches. Pergamon Press, New York Oxford Toronto Sydney Frankfurt
Barber J, Adrian C (eds) (1982) Psychological approaches to the management of pain. Brunner/Mazel, New York
Belar CD, Kibrick SA (1986) Biofeedback in the treatment of chronic back pain. In: Holzman AD, Turk DC (eds) Pain management. A handbook of psychological treatment approaches. Pergamon Press, New York Oxford Toronto Sydney Frankfurt
Birbaumer N (1984) Psychologische Analyse und Behandlung von Schmerzzuständen. In: Zimmermann M, Handwerker HO (Hrsg) Schmerz. Konzepte und ärztliches Handeln. Springer, Berlin Heidelberg New York Tokyo
Birbaumer N (1986) Schmerz. In: Miltner W, Birbaumer N, Gerber WD (Hrsg) Verhaltensmedizin. Springer, Berlin Heidelberg New York Tokyo
Birbaumer N, Haag G (1982) Behavioral treatment of migraine. In: Surwit R, Williams RB, Steptoe A, Biersner B (eds) Behavioral treatment of disease. Plenum Press, New York
Birbaumer N, Kimmel HD (1979) Biofeedback and self-regulation. Lawrence Erlbaum Association, New Jersey
Birbaumer N, Larbig W (1986) Klinisch-psychologische Schmerzbehandlung. Internist 27:452-458

Block A, Kremer E, Gaylor M (1980) Behavioral treatment of chronic pain: The spouse as a discriminative cue for pain behavior. Pain 9:243-252
Bond MR (1973) Personality studies in patients with pain secondary to organic disease. J Psychosom Res 17:257-263
Bond MR, Pilowsky I (1966) Subjective assessment of pain and its relationship to administration of analgesics in patients with advanced cancer. J Psychosom Res 10:203-208
Bonica JJ (1953) The management of pain. Lea & Febiger, New York
Bonica JJ (1981) Foreword. In: Hendler N (ed) Diagnosis and nonsurgical management of chronic pain. Raven Press, New York
Bromm B, Meier W, Scharein E (1986) Imipramin reduces experimental pain. Pain 25:245-257
Buffington VE, Jacobson RC (1987) Event related brain potentials during selective attention to pain. Pain (Suppl) 4:182
Bullinger M, Turk D (1982) Selbstkontrolle: Strategien zur Schmerzbekämpfung. In: Keeser W, Pöppel E, Mitterhusen P (Hrsg) Schmerz. Urban & Schwarzenberg, München
Chapman CR, Jacobson RC (1984) Assessment of analgesic states: Can evoked potentials play a role. In: Bromm B (ed) Pain measurement in man. Neurophysiological correlates of pain. Elsevier, Amsterdam
Cinciripini PM, Floreen A (1982) An evaluation of a behavioral program for chronic pain. J Behav Med 5:375-389
Craig KD (1986) Social modeling influences: Pain in context. In: Sternbach RA (ed) The psychology of pain, 2nd edn. Raven Press, New York
Dahlström L, Carlsson SG, Gale EN, Jansson TG (1985) Strees-induced muscular activity in mandibular dysfunction: Effects of biofeedback training. J Behav Med 8:191-200
DePiano FA, Salzberg H (1979) Clinical application of hypnosis to three psychosomatic disorders. Psychol Bull 1986:1223
Dolce JJ, Raczynski J (1985) Neuromuscular activity and electromyography in painful backs: Psychological and biomedical models in assessment and treatment. Psychol Bull 97: 502-520
Elton D, Burrows GD, Stanley GV (1979) Hypnosis in the management of chronic pain. In: Burrows GD, Collison DR, Dennerstein L (eds) Hypnosis. Elsevier, Amsterdam
Farthing GW, Venturino M, Brown S (1984) Suggestion and distraction in the control of pain. J Abnorm Psychol 93:266-276
Fedoravicius AS, Klein BJ (1986) Social skill training in an outpatient medical setting. In: Holzman AD, Turk DC (eds) Pain management. A handbook of psychological treatment approaches. Pergamon Press, New York Oxford Toronto Sydney Frankfurt
Flor H (1984) Empirical evaluation of a diathesis-stress model of chronic back pain. Dissertation, Universität Tübingen
Fordyce WE (1976) Behavioral methods for chronic pain and illness. Mosby, St Louis
Frenk H, Cannon JT, Lewis JW, Liebeskind JC (1986) Neural and neurochemical mechanisms of pain inhibition. In: Sternbach RA (ed) The psychology of pain, 2nd edn. Raven Press, New York
Fromm E, Shor RE (1979) Hypnosis. Aldine, New York
Gerber WD (1986) Verhaltensmedizin der Migräne. Verlag Chemie, Weinheim
Gershman JA, Reade PC (1987) Management of chronic oro-facial pain syndromes. In: Burrows GD, Elton D, Stanley GV (eds) Handbook of chronic pain management. Elsevier Science Publ, Amsterdam
Gordon WA, Freidenbergs I, Diller L, Hibbard M, Wolf C, Levine L, Lipkins R, Ezrachi O, Luicido D (1980) Efficacy of psychosocial interventions with cancer patients. J Consul Clin Psychol 48:743-759
Guck TP, Skultety FM, Meilman PW, Dowd ET (1985) Multidisciplinary pain center follow-up study: Evaluation with a no-treatment control group. Pain 21:295-306
Hallet EC, Pilowsky I (1982) The response to treatment in a multidisciplinary pain clinic. Pain 12:365-374
Hilgard ER, Hilgard JR (1975) Hypnosis in the relief of pain, 2nd edn 1983. Kaufmann, Los Altos
Hill HE, Kornetzsky CH, Flanary HG, Wikler A (1952) Studies of anxiety associated with anticipation of pain. I. Effects of morphine. Arch Neurol Psychiatry 67:612-619
Kirschenbaum D, Tomarken AJ (1982) On facing the generalization problem. The study of self-regulatory failure. In: Kendall PC (ed) Advances in cognitive-behavioral research and therapy, vol I. Academic Press, New York London
Kobasa SC (1982a) Commitment and coping in stress resistance among lawyers. J Pers Soc Psychol 42: 707-717

Kobasa SC (1982b) The hardy personality: Towards a social psychology of stress and health. In: Suls J, Sanders G (eds) Social psychology of health and illness. Lawrence Erlbaum, Hillsdale New Jersey
Kobasa SC (1984) Barriers to work stress: II. The "hardy" personality. In: Gentry WD, Benson H, de Wolff CJ (eds) Behavioral medicine: Work, stress and health. Martinus Nijhoff, Den Haag
Kobasa SC, Hilker RRJ, Maddi SR (1979) Who stays healthy under stress? J Occup Med 21:595-598
Köhler H (1982) Psychologische Schmerzbehandlung bei chronischer Polyarthritis. Eine empirische Untersuchung. Dissertation, Universität Tübingen
Kosambi DD (1967) Living prehistory in India. Sci Am 216: 105-114
Kremer E, Block A, Morgan C, Gaylor M (1979) Behavioral approaches to pain management: Social communication skills and pain relief. In: Osborne DJ, Gruneberg M, Eiser JR (eds) Research in psychology and medicine, vol I. Academic Press, London
Larbig W (1982) Schmerz. Grundlagen - Forschung - Therapie. Kohlhammer, Stuttgart
Larbig W (1985) Zur Psychophysiologie des Schmerzes. In: Vaitl D, Knapp TW, Birbaumer N (eds) Klinische Psychologie. Psychophysiologische Merkmale klinischer Symptome. Bd I: Psychophysiologische Dysfunktion. Beltz, Weinheim
Lynn R, Eysenck HJ (1961) Tolerance for pain, extraversion and neuroticism. Percept Mot Skills 12:161-162
McCaul K, Haugtvedt C (1982) Attention, distraction and cold pressor pain. J Pers Soc Psychol 43:154-162
Melzack R (1973) The puzzle of pain (dt. Das Rätsel des Schmerz). Penguin Books, Harmondsworth (dt. Hippokrates Verlag, Stuttgart, 1978)
Melzack R (1986) Neurophysiological foundations of pain. In: Sternbach RA (ed) The psychology of pain, 2nd edn. Raven Press, New York
Melzack R, Casey KL (1968) Sensory, motivational and central control determinants of pain: A new conceptual model. In: Kenshalo D (ed) The skin senses. CC Thomas, Springfield, pp 423-443
Melzack R, Scott TH (1957) The effects of early experience on the response of pain. J Comp Physiol Psychol 50:155-161
Melzack R, Wall PD (1965) Pain mechanisms: A new theory. Science 150:971-979
Mersky H, Spear EG (1967) Pain: Psychological and psychiatric aspects. Bailliere, Tindall & Cassell, London
Miltner W, Birbaumer N, Gerber WD (1986) Verhaltensmedizin. Springer, Berlin Heidelberg New York Tokyo
Miltner W, Braun C, Larbig W (1988) Effects of attention and stimulus probability on the P300 complex of pain stimulus-induced somatosensory evoked potentials. J Psychophysiol 2
Miltner W, Birbaumer N, Dichgans J (im Druck) The effects of three behavioral approaches in the treatment of migraine compared to an in-patient druh withdrawel program. A controlled study.
Miltner W, Larbig W, Braun C (in Vorbereitung) Effects of selective attention on event related brain potentials after painful stimulation.
Olbrisch ME (1977) Psychotherapeutic interventions in physical health. Am Psychol 32:761
Pickett C, Clum GA (1982) Comparative treatment strategies and their interaction with locus of control in the reduction of postsurgical pain and anxiety. J Consul Clin Psychol 50:439-441
Pilowsky I, Spence ND (1976) Illness behavior syndromes associated with intractable pain. Pain 2:61-71
Revenstorf D (1988) Hypnose: Grundlagen und klinische Anwendungen bei Schmerz. In: Miltner W, Larbig W, Brengelmann JC (Hrsg) Therapieforschung für die Praxis. Bd 8 Psychologische Schmerzbehandlung. Röttger, München
Roberts AH, Reinhardt L (1980) The behavioral management of chronic pain: Long-term follow-up with comparison groups. Pain 8:151-162
Rockstroh B, Elbert T, Birbaumer N, Lutzenberger W (1982) Slow brain potentials and behavior. Urban & Schwarzenberg, Baltimore, München
Rybstein-Blinchik E (1979) Effects of different cognitive strategies on chronic pain experience. J Behav Med 2:93-101
Schwartz MS (1987) Biofeedback. A practitioner's guide. Guilford Press, New York London
Sternbach RA (1974) Pain patients. Traits and treatments. Academic Press, New York San Francisco London

Timmermanns G, Sternbach RA (1974) Factors in human chronic pain: An analysis of personality and pain reaction variables. Science 184:806-807
Turner JA, Chapman CR (1981) Psychological interventions for chronic pain. A critical review. Part I and II. Pain 12:1-46
Wilson-Evered E, Stanley GV (1986) Stress and arousal during pregnancy and childbirth. Brit J Med Psychol 59:57-60
Wooley SC, Blackwell B, Winget C (1978) A learning theory model of chronic illness behavior: Theory, treatment and research. Psychosom Med 40:179
Zborowski M (1969) People in pain. Jossey-Bass, San Francisco
Zimmermann M, Seemann H (1986) Der Schmerz. Ein vernachlässigtes Gebiet der Medizin? Defizite und Zukunftsperspektiven in der Bundesrepublik Deutschland. Springer, Berlin Heidelberg New York

Chronische Kopfschmerzen

Wolf-Dieter Gerber und Gunther Haag

Etwa 10-30 % der bundesdeutschen Bevölkerung leidet unter chronischen Kopfschmerzen, die eines der häufigsten Schmerzsyndrome darstellen. Verhaltensmedizinische Forschungsaktivitäten haben in den vergangenen Jahren zur Entwicklung von diagnostischen Hilfsmitteln und wirkungsvollen therapeutischen Vorgehensweisen wesentliche Beiträge geleistet. Die verhaltensmedizinischen Ansätze berücksichtigen dabei das Wechselspiel zwischen somatischen und psychologischen Aspekten und beziehen pathophysiologische Erklärungsbeiträge zum Kopfschmerz mit ein.

In der verhaltensmedizinischen Forschung wird vorwiegend auf 2 Kopfschmerzformen Bezug genommen: 1. den vaskulären Kopfschmerz vom Migränetyp und 2. den Muskel-Kontraktions-Kopfschmerz oder Spannungskopfschmerz.

Migräne

Migräne ist differentialdiagnostisch von anderen Kopfschmerzsyndromen durch ihren anfallsartigen, wiederkehrenden Charakter und die Lokalisation im Schläfenbereich abzugrenzen. Bei dem ohne Behandlung meist mehr als 8stündigen Anfall werden je nach Vorläufer- (Aura) und Begleitsymptomen klassifikatorisch folgende Formen unterschieden:
- die einfache oder gewöhnliche Migräne (ohne Begleitsyndrome),
- die klassische oder ophthalmische Migräne (mit vorausgehenden Sehstörungen),
- komplizierte Migräneformen, wie die Migräne accompagnée (mit neurologischen Symptomen wie z. B. flüchtigen Paresen, Parästhesien); die Basilarismigräne (u.a. mit Gesichtsfeldausfällen) sowie die ophthalmoplegische Migräne (mit Augenmuskellähmungen).

Schmerzlokalisation und -intensität können von Anfall zu Anfall variieren. Begleitet ist der Schmerz häufig von Übelkeit, Erbrechen und anderen vegetativen Symptomen.

Frauen sind wesentlich häufiger von dieser Erkrankung betroffen (70:30). Die Krankheit beginnt meist im Kindesalter, während Spätmanifestationen nach dem 40. Lebensjahr äußerst selten sind. Der Verlauf der Migräneerkrankung ist oft durch ein jahrzehntelanges Leiden gekennzeichnet, das bei extensiver medikamentöser Behandlung (Anfallskupierung mit Analgetika oder ergotaminhaltigen Präparaten) häufig zu einem Medikamentenmißbrauch führt, der seinerseits wiederum erhebliche Folgeerscheinungen (z. B. auch Dauerkopfschmerz) nach sich ziehen kann.

Im Gegensatz zur Ätiologie sind die pathophysiologischen Prozesse der Migräne gut beschrieben. Im allgemeinen wird davon ausgegangen, daß der Migräne ein 2stufiger vaskulärer Prozeß zugrundeliegt: eine prolongierte Gefäßverengung (Vasokonstriktion) mit nachfolgender extensiver Gefäßdehnung (Vasodilatation; häufig in Ruhephasen wie Schlaf, Entspannung etc.). Plethysmographische und dopplersonographische Untersuchungen sowie Messungen der regionalen Hirndurchblutung konnten eine vermehrte Durchblutung sowohl extra- als auch intrakranieller Gefäßsysteme während der Kopfschmerzphase nachweisen (vgl. Skinhoj 1971). Neben der vaskulären Hämodynamik wurden in jüngerer Zeit zunehmend biochemische bzw. humorale Faktoren zur Erklärung des migränösen Anfallsgeschehens herangezogen (vgl. Sicuteri 1982). Danach wird angenommen, daß die Freisetzung von Serotonin zu einer Verengung kranialer Arterien (insbesondere des Karotidenbettes) führt und eine vermehrte Gefäßpermeabilität bewirkt. Das freigesetzte Serotonin wird in 5-Hydroxyindolessigsäure umgewandelt; dies kann zu einer Hypotonisierung (Spannungsabnahme) und passiven Dehnung extrakranieller Gefäße und somit zum Migräneanfall führen. Einige Autoren nehmen einen Zusammenhang zwischen der durch sympathische Stimulation (als Folge von psychischen oder physischen Belastungen) bewirkten Freisetzung von Katecholaminen und der Ausschüttung von Serotonin an (Anthony 1982). Für die hier angedeutete Wechselwirkung zwischen vaskulären, humoralen und psychologischen Prozessen gibt es jedoch bislang keine ausreichende empirische Basis.

Psychophysiologische Untersuchungen zur Migräne zielen in der Regel auf die Frage ab, ob Migränepatienten im Vergleich zu Gesunden auf bestimmte Stressoren vermehrt mit einer maximalen Erhöhung verschiedener physiologischer Parameter reagieren und/oder ob Migränepatienten in einer für sie typischen Art und Weise mit einem spezifischen physiologischen System (z. B. Durchblutung kranialer Gefäße) reagieren (Spezifitätshypothese). In zahlreichen Untersuchungen wurden verschiedenartige Stressoren (z. B. Lärm, Hitze, aggressive Videospots etc.) eingesetzt und deren physiologische Korrelate gemessen. Die bisherigen Ergebnisse zu diesen Fragestellungen sind uneinheitlich, ein direkter Zusammenhang zwischen Streß und dem Auftreten der Migräne konnte bislang nicht nachgewiesen werden.

Die Frage nach dem Einfluß psychologischer Faktoren auf die Migräne wurde vielfältig untersucht, vor allem auch im Zusammenhang mit der immer wieder diskutierten "Migränepersönlichkeit". Sie besagt, das Auftreten einer Migräneerkrankung werde durch bestimmte Persönlichkeitsfaktoren begünstigt. Neuere, methodisch bessere Studien konnten jedoch die postulierten migränetypischen Auffälligkeiten (Perfektionismus, Zwanghaftigkeit etc.) nicht bestätigen. Entwicklungspsychologische Untersuchungen verweisen auf ein gestörtes Leistungsverhalten bei Kindern mit Migräne, das vermutlich auf ungünstige Erziehungshaltungen in Migränefamilien zurückgeführt werden kann (vgl. Gerber u. Haag 1982).

Die *Migränediagnostik* stützt sich auf die Kopfschmerzanamnese mit einer genauen Beschreibung des Verlaufs der Kopfschmerzen, die Erfragung von auslösenden Faktoren, die Analyse etwaiger krankheitsaufrechterhaltender Prozesse sowie eine systematische Abklärung des sozialen (familiären) Hintergrundes (Verhaltensanalyse). Besonders wichtig ist auch eine möglichst sorgfältige Medikamentenanamnese (Anzahl, Dauer, Wirkungen und Nebenwirkungen). Es empfiehlt sich, Kopfschmerzpatienten bereits 6-8 Wochen vor Beginn einer Behandlung ein Kopfschmerztagebuch führen zu lassen, mit dem eine systematische Registrierung der Attackenfrequenz, der Kopfschmerzintensität und -dauer, der Lokalisation und der Medikamenteneinnahme erfolgen kann (vgl. Gerber 1986). Diese Tagebücher bieten auch die Möglichkeit zu einer differenzierten Betrachtung der Kopfschmerzsymptomatik beim einzelnen Patienten sowie zu einer besseren Beurteilung der Therapieeffekte.

Die Behandlung der Migräne

Pharmakotherapie

In den vergangenen Jahrzehnten wurde eine Reihe von Medikamenten entwickelt und erprobt, die für eine Vielzahl von Migränepatienten eine wesentliche Erleichterung ihrer Symptomatik erbrachten. Gleichzeitig wurden aber auch zahlreiche somatische und psychologische Probleme evident, die auf die Nebenwirkungen der Pharmakotherapie zurückzuführen sind (z. B. Analgetikaabusus, Ergotismus etc., vgl. Diener u. Wilkinson 1988).

Pharmakologische Behandlungsmaßnahmen lassen sich je nach dem bei der Verordnung verfolgten Ziel unterteilen in Arzneimittel zur
Anfallsbehandlung und zur
Intervallbehandlung.

Für die Behandlung des Anfalls wird derzeit die Kombination von Antiemetika (Metoclopramid, Domperidon) mit Azetylsalizylsäure, Paracetamol, Ergotamin oder Dihydroergotamin empfohlen (näheres siehe Empfehlungen der Deutschen Migränegesellschaft 1986). Dabei sollten der Verbrauch an Ergotamin und Analgetika sowie die Einnahmegewohnheiten streng überwacht werden, um die Entwicklung eines Dauerkopfschmerzes oder Ergotismus zu verhindern.

Eine prophylaktische Behandlung im anfallsfreien Intervall ist bei Patienten angezeigt, die unter mehr als 2 Migräneattacken pro Monat leiden bzw. wenn einzelne Attacken länger als 4 Tage andauern. Empfohlen werden für die Intervalltherapie Beta-Rezeptorenblocker sowie Antagonisten biogener Amine (näheres siehe Empfehlungen der Deutschen Migränegesellschaft 1986).

Für die genannten Substanzen ist die Wirksamkeit auf Grund jahrelanger Forschung hinreichend belegt. Allerdings kann auch bei Befolgung dieser medikamentösen Therapieempfehlungen einem großen Prozentsatz von Migränepatienten nicht oder zumindest nicht ausreichend geholfen werden. Mangelnde Effizienz und die oftmals gravierenden Nebenwirkungen führten zur Suche nach effizienten nichtmedikamentösen Behandlungsverfahren, vor allem zur Entwicklung verhaltensmedizinischer Behandlungsansätze.

Verhaltensmedizinische Behandlungsverfahren

Im wesentlichen werden in der verhaltensmedizinischen Literatur 3 Therapieansätze beschrieben:
- Entspannungstechniken und "Streßimpfungstraining"
- Biofeedbackverfahren
- kognitiv-verhaltenstherapeutische Verfahren.

Entspannungstechniken und Streßimpfungstraining (Inokulationstraining). Die Indikation zur Entspannungstherapie bei Migräne ergibt sich aus der Annahme, daß durch Entspannung eine Reduktion des Muskeltonus und somit eine trophotrope Umschaltung vegetativer Funktionen erreicht werden kann. Dabei wird vorausgesetzt, daß bei Migränepatienten eine erhöhte sympathische Aktivität besteht, z. B. bedingt durch Stressoren oder erhöhte Leistungsansprüche an die eigene Person. In einigen Untersuchungen konnte gezeigt werden, daß Migränepatienten sogar deutlich höhere Muskelspannungswerte (EMG-Werte) im Frontalisbereich aufweisen als Spannungskopfschmerzpatienten (vgl. Philips 1978).

Als Entspannungstechniken wurden vorwiegend angewandt: das Relaxationstraining nach Jacobson, das autogene Training nach Schultz Kombinationen dieser beiden Verfahren mit Unterstützung verschiedener Biofeedbacktechniken (EMG, Handerwärmungstraining).

Das muskuläre Relaxationstraining nach Jacobson (Jacobson 1938) ist vor allem dann wirksam, wenn es als Gegenkonditionierung und damit zur Streßbewältigung eingesetzt wird (vgl. Gerber 1986). Dafür sprechen insbesondere die Arbeiten, die das muskuläre Entspannungsverfahren mit Techniken der Desensibilisierung und EMG-Feedback kombinierten (z. B. Chesney u. Shelton 1976; Mitchell u. White 1976). Obwohl in der klinischen Praxis das autogene Training häufig als ein bei Migräne indiziertes Therapieverfahren angesehen wird, lassen sich empirische Befunde für dessen Wirksamkeit nicht finden. Vaitl (1978) betont für diese Entspannungsmethode sogar eine Kontraindikation bei Migräne. In einer Reihe von Studien wurde das autogene Training mit der Biofeedbacktechnik des Handerwärmungstrainings kombiniert. Eine Zusammenfassung dieser Studien (Gerber 1986) zeigt, daß die Arbeiten teilweise in ihrer Methodik unzureichend sind und daß die erreichten therapeutischen Effekte wenig stabil sind. Ebenso unzureichend ist die empirische Basis zur Anwendung hypnotherapeutischer Techniken zur Behandlung von Migräne. Am sinnvollsten erscheinen migränespezifische Kombinationen von Entspannungstechniken mit hypnotischen Suggestionen, Atemtechniken und Desensibilisierungsmaßnahmen (Stambaugh u. House 1977; Werbach u. Sandweiss 1978).

Zusammenfassend kann die Wirksamkeit spezifischer Entspannungstechniken nicht einheitlich beurteilt werden. Offensichtlich sind Interventionen dann besonders wirksam, wenn sie im Sinne eines Gegenkonditionierungsprinzips als Streßbewältigung zur Anwendung kommen.

Biofeedbackverfahren. Zur Migränebehandlung wurden bisher vorwiegend Untersuchungen zum Handerwärmungstraining und zum Vasokonstriktionstraining der A. temporalis superficialis vorgelegt (vgl. Gerber 1986).

Das Temporalisfeedbacktraining zielt auf das Erlernen der willentlichen Kontrolle und Steuerung der kranialen Gefäßsysteme - insbesondere der A. temporalis - ab. Zu diesem Zweck erhalten die Patienten Rückmeldung über das druckmechanisch oder photoplethysmographisch gemessene Blutvolumen oder den Blutvolumenpuls der A. temporalis superficialis. Analog der medikamentösen Anfallskupierung soll der Patient durch das Temporalistraining eine willentliche Gefäßverengung (Vasokonstriktion) lernen und somit der Tonusverminderung der glatten Muskulatur mit anschließender Dehnung der großen Arterien entgegenwirken. Zur Anwendung des Vasokonstriktionstrainings bei Migränepatienten liegen derzeit über 20 zum Teil gut kontrollierte Studien vor, die insgesamt für eine gute klinische Wirksamkeit des Verfahrens sprechen (vgl. Gerber 1986). Für eine erfolgreiche Therapie sind in der Regel mindestens 20-30 Sitzungen erforderlich (Empfehlungen der Deutsche Migränegesellschaft 1986).

Kognitiv-verhaltensorientierte Verfahren. Bei diesen Therapieverfahren handelt es sich um komplexere verhaltensmedizinische Vorgehensweisen, die vorwiegend auf die emotionalen und kognitiven Aspekte der Migräneerkrankung gerichtet sind (z. B. Holroyd u. Andrasik 1982; Bakal 1982). Die Tübinger Konkordanztherapie (Gerber 1986) bezieht darüber hinaus auch die sensorische und verhaltensmäßige Ebene in die Therapie mit ein. In den verschiedenen Studien konnte nachgewiesen werden, daß die genannten multidimensionalen Techniken signifikante Verbesserungen der Migränesymptomatik ermöglichen (vgl. Gerber 1986). Solche verhaltensmedizinischen Verfahren, die spezifisch auf die Migräneerkrankung ausgerichtet sind und verschiedene Ebenen und Aspekte der Migräneerkrankung mit einbeziehen, scheinen besonders wirksam zu sein.

Spannungskopfschmerz

Das Ad Hoc Commitee on Classification of Headache (1962) beschreibt Spannungskopfschmerzen als "Schmerzen oder Empfindungen von Anspannung, des Eingeschnürtseins oder Druckes, stark variierend bezüglich Intensität, Häufigkeit und Dauer, manchmal lang andauernd und gewöhnlich subokzipital. Der Schmerz steht im Zusammenhang mit ständiger Anspannung der Muskulatur bei Fehlen permanenter struktureller Veränderungen. In der Regel sind sie ein Teil der Reaktion des Individuums auf äußere psychische Belastungen" (S.177).

Da häufig auch bei der Migräneerkrankung Muskelverspannungen im Hals-Nacken-Bereich vorliegen, ist eine präzise Definition des Spannungskopfschmerzes schwierig. Differentialdiagnostisch läßt sich der Spannungskopfschmerz von der Migräne am ehesten durch ein häufigeres Auftreten der Symptomatik, durch den druckförmigen Schmerzcharakter, durch die Dauerförmigkeit des Schmerzes, die bilaterale Lokalisation und die meist fehlenden Begleitsymptome abgrenzen (vgl. auch Bakal u. Kaganov 1977). Soziodemographische Unterschiede zur Migräne konnten nicht nachgewiesen werden.

Der früheren Annahme, daß dem Spannungskopfschmerz Muskelkontraktionen als kausaler Faktor zugrunde liegen, wird zunehmend eine multifaktorielle Sichtweise entgegengesetzt (vgl. Haynes 1981). In verschiedenen Untersuchungen fanden sich keine Unterschiede in der EMG-Aktivität zwischen Patienten mit Spannungskopfschmerzen und Migränepatienten, bei denen im übrigen Muskelspannungen häufig ein Prodromalsymptom des Anfalls darstellten. Muskelkontraktionen könnten also eher die Folge als die Ursache von Kopfschmerzen sein (vgl. Raskin u. Appenzeller 1982).

Die Rolle von Streß als ätiologischem Faktor bei der Entwicklung von Spannungskopfschmerzen wird zunehmend in Frage gestellt (vgl. Philips 1978). Insgesamt handelt es sich beim Spannungskopfschmerz um ein differentialdiagnostisch nur schwer abgrenzbares und ätiologisch recht diffuses Krankheitsbild. Hieraus ergibt sich die Forderung nach einer möglichst exakten Diagnostik (Kopfschmerztagebücher, Verhaltensanalyse etc.) bei der Verdachtsdiagnose Spannungskopfschmerz.

Die Behandlung des Spannungskopfschmerzes

Pharmakotherapie

Die pharmakologische Behandlung des Spannungskopfschmerzes besteht meist in der Verordnung von Analgetika. Diese besitzen vorwiegend eine zentrale Wirkung, die zu einer Veränderung der Schmerzwahrnehmung führt (Haynes 1981). Viele Autoren warnen vor ihrem extensiven Gebrauch. So weist Ziegler (1978) darauf hin, daß die fortwährende Einnahme von Analgetika zu Suchterscheinungen führen kann. Dichgans et al. (1984) konnten zeigen, daß Analgetikamißbrauch Dauerkopfschmerzen zur Folge haben kann. Einige Autoren schlagen vor, Spannungskopfschmerzen mit Sedativa bzw. Antidepressiva zu behandeln (Diamond u. Baltes 1971). Dabei liegt die Annahme zugrunde, daß depressive Verstimmungen einen ätiologischen Faktor bei der Entstehung von Spannungskopfschmerzen darstellen. Die medikamentöse Behandlung des Spannungskopfschmerzes birgt noch mehr als die medikamentöse Migränetherapie die Gefahr in sich, daß sich im Laufe der Therapie eine Medikamentenabhängigkeit entwickelt. Ein wesentlicher Grund hierfür ist, daß Spannungskopfschmerzen nicht nur intervallartig, sondern unregelmäßig oder dauerhaft auftreten.

Verhaltensmedizinische Behandlungsverfahren

Auch beim Spannungskopfschmerz reichen die verhaltensorientierten Verfahren von der Desensibilisierung, EMG-Biofeedbacktherapie, kognitiven Therapie und Verhaltenstraining bis hin zu verschiedenen Kombinationen (Feuerstein u. Gainer 1982).

Die Anwendung von Desensibilisierung und das Training sozialer Verhaltensweisen (social-skill-Training) gehen auf die Annahme zurück, daß die Muskelkontraktionen als Reaktionen des Individuums auf Stressoren zurückzuführen sind oder durch bestimmte Kontingenzen (z. B. Vermeidungsreaktionen) aufrechterhalten werden (Haynes 1981). Die Anwendung des EMG-Biofeedbacktrainings bei Patienten mit Spannungskopfschmerz wurde erstmals von der Arbeitsgruppe um Budzynski (Budzynski et al. 1975) empirisch überprüft. Ausgehend von diesen Arbeiten wurden seither zahlreiche Studien zur Frage der Wirksamkeit des EMG-Biofeedbacktrainings bei Spannungskopfschmerzen durchgeführt. Obwohl die Mehrzahl der Autoren über gute Effekte des Trainings berichtet, weisen einige Studien beispielsweise darauf hin, daß es Entspannungsverfahren wie z. B. dem Relaxationstraining nach Jacobson nicht überlegen ist (Haynes et al. 1975). In einer Literaturübersicht konnten sowohl Blanchard et al. (1982) als auch Nuechterlein und Holroyd (1980) feststellen, daß Entspannungsverfahren ähnliche Effekte wie EMG-Biofeedback erzielen und dabei wesentlich ökonomischer sind. Insgesamt zeigen die Studien zur Behandlung des Spannungskopfschmerzes jedoch, daß Biofeedback, Entspannungstherapie und kognitive Therapie wirksam und pharmakologischen Verfahren langfristig überlegen sind (Diamond u. Medina 1980).

Ausblick

Die Bedeutung verhaltensmedizinischer Ansätze in der Kopfschmerzforschung wurde in den letzten Jahren zunehmend anerkannt, wobei sich diese Anerkennung sowohl auf die Grundlagen- als auch auf die Therapieforschung bezieht. Darüber hinaus ergibt sich auf Grund der Problematik der Schmerzmittelnebenwirkungen und des Schmerzmittelmißbrauchs ein besonders hoher Stellenwert für verhaltensmedizinische Ansätze bei der Behandlung von Kopfschmerzpatienten. Gerade auf dem Gebiet des chronischen Kopfschmerzes erweist sich die interdisziplinäre Zusammenarbeit zwischen Organmedizinern und Verhaltenswissenschaftlern als äußerst fruchtbar, auch wenn die Umsetzung der gewonnenen Erkenntnisse in die klinische Praxis erst allmählich erfolgt. Gerade die konsequente Einbeziehung verhaltensmedizinischer Methoden ist jedoch die Voraussetzung dafür, daß Kopfschmerzpatienten in Zukunft noch besser geholfen werden kann. Es ist daher in den kommenden Jahren auf eine zunehmende Einbeziehung verhaltensmedizinischer Maßnahmen in die Kopfschmerztherapie, z. B. entsprechend den Empfehlungen der Deutschen Migränegesellschaft, zu hoffen.

Literatur

Ad Hoc Commitee on Classification of Headache (1962) Classification of headache. JAMA 179:177-178
Anthony M (1982) Serotonin and nucleotides in migraine. In: Critchley M, Friedman AP, Gorini S, Sicuteri F (eds) Advances in neurology. Raven Press, New York
Bakal D (1982) The psychobiology of chronic headache. Springer, Toronto
Bakal D, Kaganov IA (1977) Muscle contraction and migraine headache: A psychophysiologic comparison. Headache 17:208-215
Bernstein DA, Borkovec THD (1978) Entspannungs-Training. Handbuch der progressiven Muskelentspannung. Pfeiffer, München
Blanchard EB, Andrasik F, Arena JG et al. (1982) Biofeedback and relaxation training with three kinds of headache: Treatment effects and their prediction. J Consult Clin Psychol 50:562-575
Budzynski TH, Stoyva JM, Adler CHS, Mullaney DJ (1973) EMG-biofeedback and tension headache: A controlled outcome study. Psychosom Med 35:484-496
Budzynski TH, Stoyva JM, Adler CHS, Mullaney DJ (1975) EMG-Biofeedback und Spannungskopfschmerz: Eine kontrollierte Studie. In: Legewie H, Nusselt L (Hrsg) Biofeedback-Therapie. Urban und Schwarzenberg, München
Chesney MA, Shelton JL (1976) A comparison of muscle relaxation and electromyogram biofeedback treatments for muscle contraction headache. J Behav Ther Exp Psychiat 7:221-225
Diamond S, Baltes BJ (1971) Chronic tension headaches treated with amitryptiline: A double blind study. Headache 11:110-116
Diamond S, Medina JL (1980) Newer drug therapies for headache. Postgrad Med 68:125-129, 133-134, 137-138
Dichgans J, Diener HCH, Gerber WD, Verspohl EJ, Kukiolka H, Kluck M (1984) Analgetika-induzierter Dauerkopfschmerz. DMW 109:369-373
Diener HC, Wilkinson M (eds) (1988) Drug induced headache. Springer, Heidelberg New York
Empfehlungen der Deutschen Migränegesellschaft (1986) Münch Med WS 128:718-723
Feuerstein M, Gainer J (1982) Chronic headache: Etiology and management. In: Doleys DM, Meredith LR, Ciminero AR (eds) Behavioral medicine. Plenum Press, New York
Gerber WD (1986) Verhaltensmedizin der Migräne. Verlag Chemie, Edition Medizin, Weinheim
Gerber WD, Haag G (Hrsg) (1982) Migräne. Springer, Heidelberg
Gerber WD, Soyka D, Niederberger U, Haag G (1987) Probleme und Ansätze zur Anlage und Bewertung von Therapiestudien bei Kopfschmerzpatienten. Der Schmerz 1:81-91
Haynes SN (1981) Muscle-contraction headache: A psychophysiological perspective of etiology and treatment. In: Haynes SN, Cannon L (eds) Psychosomatic disorders. Praeger, N Y
Haynes SN, Griffin P, Mooney D, Parise M (1975) Electromyographic biofeedback and relaxation instructions in the treatment of muscle contraction headaches. Behav Ther 6:672-678
Holroyd KA, Andrasik F (1982) A cognitive-behavioral approach to recurrent tension and migraine headache. In: Advances in cognitive-behavioral research and therapy, vol 1. Academic Press, New York
Jacobson E (1938) Progressive Relaxation. University of Chicago Press, Chicago
Mitchell KR, White RG (1976) The control of migraine headache by behavioral self-management: A controlled case study. Headache 16(4):178-184
Nuechterlein JC, Holroyd KA (1980) Biofeedback in the treatment of tension headaches. Arch Gen Psychiat 37:866-873
Philips C (1978) Tension headache: Theoretical problems. Behav Res Ther 16:249-261
Raskin NH, Appenzeller O (1982) Kopfschmerz. Fischer, Stuttgart
Sicuteri F (1982) Natural opioids in migraine. Adv Neurol 33:65-74
Skinhoj E (1971) The value of regional cerebral blood flow in the migraine attack. Headache 11:93-94
Stambaugh EE, House AE (1977) Multimodality treatment of migraine headache: A case study utilizing biofeedback realation anlogenic and hypnotic treatment of migraine headache. Am J Clin Hypnosis 19:235-240
Vaitl D (1978) Entspannungstechniken. In: Pongratz LJ (Hrsg) Klinische Psychologie, 2. Halbband. Hogrefe, Göttingen
Werbach MR, Sandweiss JH (1978) Peripheral temperatures of migraineurs undergoing relaxation training. Headache 18:211-214
Ziegler A (1978) Tension headache. Med Clin North Am 62:495-505

Psychologische Operationsvorbereitung

Siegfried Höfling und Hans Dworzak

Der Stellenwert von Angst im perioperativen Verlauf

Die Wartezeit vor der Operation ist für den Patienten eine Zeit der Ungewißheit und Hilflosigkeit. Diese Phase wird begleitet von Empfindungen unterschiedlicher Intensität, wobei diffuse Erregtheit die häufigste Art des präoperativen Erlebens darstellt. Die Patienten unterscheiden sich in der Fähigkeit, diese anfängliche diffuse Erregtheit in klare Emotionen zu differenzieren sowie die Quellen dieser Emotionen zu identifizieren. Als häufigste präoperative Emotionskategorien werden genannt: Angst, Ärger, depressive Verstimmung und Hoffnung. Ärger stellt in vielen Fällen eine Spielart zur Überwindung von Angst dar, kann aber auf konkrete präoperative Frustrationserlebnisse bezogen sein. So zeigten z. B. Patienten, die von der autoritären Gesprächsführung einzelner Ärzte schockiert waren, oder entgegen dem vorangegangenen Versprechen des Arztes in einem Mehrbettzimmer untergebracht wurden, deutlich nach außen gerichtete Aggressionen (Höfling 1987).

In den letzten Jahrzehnten konzentrierte sich das Interesse der Forscher vorwiegend auf das Angsterleben während der präoperativen Phase. Bedenken bezüglich des Operationserfolgs waren nach einer Studie von Wilson (1969) die dominierende Angstquelle. Junge Patienten (16-30 Jahre) fürchteten außerdem den postoperativen Schmerz; Patienten in der mittleren Altersspanne (31-60 Jahre) - die Gruppe mit den meisten Besorgnisäußerungen - sorgte sich insbesondere um die Narkosewirkungen. Aber auch andere präoperative Angstquellen, vor allem aus dem sozialen Bereich, werden durch präoperative Interviews identifiziert. Trennungsängste (die Angst, allein, im Stich gelassen zu sein) und Schamängste können eine bedeutende Rolle bei der präoperativen Anpassung spielen. Diese sozialen Angstqualitäten werden leider in der präoperativen Streßforschung bislang zuwenig berücksichtigt (Höfling 1987; 1988).

Der gegenwärtige Entwicklungsstand der Psychometrie in kritischen Lebenssituationen erlaubt keine Differenzierung zwischen präoperativer Angstfreiheit und Angstunterdrückung oder Angstverleugnung. Dementsprechend ist empirisch nicht (widerspruchsfrei) geklärt, welchen Einfluß Angst bzw. Angstfreiheit/Angstunterdrückung auf den perioperativen Gesamtprozeß besitzt.

Für Janis (1958) stellt sowohl ein Zuviel als auch ein Zuwenig an Angst eine Gefährdung für den Anpassungs- und Genesungsprozeß dar, wobei ein Zuwenig an Angst durch mangelnde Aufklärung und/oder Angstunterdrückung erzeugt wird, während ein Zuviel an Angst auf Informationsüberschwemmung bei gleichzeitiger neurotischer Verarbeitungstendenz beruht. Für ihn ist ein gewisses Ausmaß an präoperativer Angst der Anpassung und Genesung förderlich.

Cohen und Lazarus (1973) betonen angesichts des Fehlens objektiver Bedingungen zur aktiven Bewältigung der präoperativen Bedrohungssituation die positive Wirkung von Angstunterdrückung und Angstvermeidung. Eine aufklärungs- und angstvermeidende Haltung ist nach Ansicht der Autoren hilfreicher für die Anpassung und Genesung, da so die reale Bewältigungsohnmacht nicht wahrgenommen wird und sich die Gefühle des Kontrollverlusts und der Hilflosigkeit nicht einstellen.

Der Anästhesist betrachtet im allgemeinen Angst von ihrer biophysiologischen Aktivierungskomponente her. Angst geht mit endokrinologischen und vegetativen Veränderungen einher, die wiederum mit der Narkosesteuerung und - bei Verkettung kleinerer Störungen - zeitlich verzögert mit dem postoperativen Genesungsprozeß interferieren können. Neben den medizinisch begründeten Risiken stellt somit Angst aus medizinischer Sicht eine zusätzliche Gefahr für den reibungslosen intraoperativen Ablauf dar. Dieser Gefahr der angstinduzierten Fehlanpassung versucht der Anästhesist im Prämedikationsgespräch mit dem Patienten zu begegnen. Gleichzeitig werden pharmakologische Substanzen (Prämedikationsmittel) obligatorisch zur Anxiolyse eingesetzt.

Die psychologischen Tätigkeiten des Anästhesisten

Bestandteil der präoperativen Visite des Anästhesisten ist die Risikoaufklärung. Sie ruft verständlicherweise im ersten Moment beim Patienten Verunsicherung und Beunruhigung hervor. Es bleibt dem psychologischen Geschick des Arztes überlassen, ob und wie er auf die Zeichen gesteigerter Unruhe beim Patienten eingeht. Eine Ausbildung in psychologischer Gesprächsführung ist bislang für den Beruf des Anästhesisten nicht obligatorisch.

Der Arzt steht bei jedem Patienten vor der Entscheidung, entweder den Patienten rigoros aufzuklären und ihn seiner Angst zu überlassen (bzw. zu versuchen, Angst medikamentös zu bekämpfen) oder auf Aufklärung zu verzichten, da eine vegetative Zustandsverschlechterung befürchtet wird (Zumutbarkeitskriterium) oder die vorangegangene Aufklärung durch anschließende Beruhigungsversuche (Verharmlosungsstrategie) wieder zurückzunehmen. Im Falle des Aufklärungsverzichts kann der Anästhesist allerdings mit dem Gesetz in Konflikt kommen (Art. 2, Abs. 2 des Grundgesetzes). Forensisch motivierte Aufklärung plus anschließende unspezifische, je nach Persönlichkeit und Erfahrung des Anästhesisten geprägte Beruhigung (Verharmlosung) gilt heutzutage als die Standardvorbereitung in deutschen Krankenhäusern.

Unter dem Motto "Aufklären oder Beruhigen" gingen Tolksdorf et al. (1981) der Frage nach der Wirkung von 2 typischen, aber einseitigen anästhesiologischen Gesprächsführungen nach.

Einer Gruppe von 23 orthopädischen und chirurgischen Patienten wurden am Operationsvorabend allgemeine und individuumsspezifische Informationen über die Narkoserisiken gegeben. Der 2. Gruppe mit 20 Patienten wurde in einem Gespräch versichert, daß kein Grund zur Aufregung bestünde, die Aufklärung unterblieb.

Die beruhigten Patienten fühlten sich unmittelbar nach dem Gespräch besser, die risikoaufgeklärten Patienten schlechter, die Streßparameter Blutdruck und Herzfrequenz waren ebenfalls signifikant erhöht. Der Unterschied zwischen beiden Gruppen fiel am Operationstag noch deutlicher aus. Die risikoaufgeklärten Patienten hatten zudem einen höheren Verbrauch an Anästhetika. Postoperativ wiesen die beruhigten Patienten dagegen ausgeprägtere Kreislaufschwankungen auf.

Aus dieser Studie wird ersichtlich, daß bei der Bewertung von Vorbereitungsstrategien sowohl die Kurzzeit- als auch die Langzeiteffekte betrachtet werden müssen. Letztlich muß auf Grund von empirisch gesicherten Erkenntnissen entschieden werden, welche negativen Auswirkungen von Angst in keinem Fall geduldet werden können, um nicht die prä-, intra- und postoperative Anpassung zu gefährden, und welche Angsteffekte kurz- oder langfristig akzeptiert werden müssen. Man muß sich darüber klar sein, daß jede Anpassungsleistung "Anpassungskosten" bewirkt (Höfling 1988). Es ist zu definieren, welche Kosten auf keinen Fall auftreten dürfen.

Der psychologischen präoperativen Standardbetreuung im Krankenhaus wird jetzt kurz ein Vorbereitungsmodell gegenübergestellt, das weiter unten näher erläutert wird: Der Arzt gibt patientengerechte Informationen über die möglichen Risiken der Narkose, über Krankheit, Operation und postoperativen Verlauf und nimmt dabei die anfängliche Unruhe des Patienten in Kauf (d. h., er kann diese ertragen, ohne sie gleich "nehmen" zu wollen). Der Patient wird dadurch in die Lage gebracht, sich kognitiv und emotional besser mit sich und der Gefahrenantizipation auseinanderzusetzen. Bei manchen Patienten ist für diese emotionale Anpassung eine zusätzliche psychologische Hilfestellung notwendig, die aber sicherlich nicht in einer unspezifischen Beruhigung bestehen muß. Unter Umständen kann der Patient sogar angeleitet werden, in aktiver Weise etwas zum Gelingen der Narkose beizutragen, wenn er lernt, sich nach vollzogener Besorgnisarbeit vertrauensvoll und unverkrampft dem Anästhesisten bzw. der Narkose hinzugeben. Ein Patient, der relativ unverkrampft zur Operation kommt, benötigt zur Erreichung einer entsprechenden chirurgischen Toleranz weniger Narkotika und Muskelrelaxantien, der Narkoseverlauf, das Kreislaufverhalten und der Aufwachzeitpunkt sind besser zu steuern usw. Nach der Operation übernimmt der Patient sukzessive wieder die Selbstverantwortung für den Genesungsprozeß und unterstützt den Arzt in seinen Bemühungen um eine optimale Heilung. Der Patient muß also fähig werden, je nach Situationserfordernissen zwischen aktiven und passiven Verhaltensweisen zu wechseln. Die entscheidende Grundlage für das Erlernen von flexiblem Anpassungsverhalten ist das vertrauensbildende Gespräch zwischen Patient und Arzt.

Psychologische Operationsvorbereitungsprogramme

Sowohl hinsichtlich Art und Inhalt der Aufklärung als auch hinsichtlich der Art des Umgangs mit der auftretenden Unruhe gibt es viele Variationsmöglichkeiten, deren differentielle Wirkung systematisch überprüft werden muß. Einige gesicherte Erkenntnisse liegen bereits vor. So haben Psychologen inzwischen mehrere Vorbereitungsprogramme entwickelt und empirisch erprobt. Einige der wesentlichsten Ergebnisse dieser Studien sind nachfolgend kurz zusammengefaßt.

Aufklärungsprogramme

- Die Mehrheit präoperativer Patienten (80 % nach Bühler u. Bieber 1985) spricht sich für Aufklärung und gegen ausschließliche Beruhigung aus. Präoperative Patienten haben jedoch unterschiedliche Aufklärungsbedürfnisse. Ein Teil der Patienten, besonders solche aus ländlichen Gebieten, möchte vor allem Prozedurinformationen ("was wird gemacht"; "wie geht es weiter"). Eine knappe Beschreibung der Narkoseeinleitungsprozedur, der Operationswunde und des weiteren postoperativen Verlaufs bis zur Genesung wird von dieser Patientengruppe als besonders hilfreich empfunden. Prozedurinformationen empfehlen sich besonders bei medizinisch-diagnostischen Eingriffen, wie Herzkatheteruntersuchungen, Kolposkopien, Gastroendoskopien, kurzen orthopädischen Operationen unter Lokalanästhesie.
- Informationen über Mißempfindungen, Komplikationen, unerwünschte pharmakologische Effekte und ähnliches sollen nach den wissenschaftlichen Erkenntnissen von Johnson (1975) nie emotional getönt ("tut weh", "schmerzt", "ist unangenehm"), sondern neutral konstatierend gegeben werden ("sticht", "brennt", "Mund wird trocken"). Bei präzisem Wissen um die zu erwartenden Mißempfindungen unterbleibt die emotionale Anreicherung des sensorischen Erlebens. Der Patient verarbeitet den Streßreiz nicht ängstlich oder depressiv, wodurch die emotionale Schmerzinkubation verhindert werden kann. Die sensorische Deskription typischer Mißempfindungen eignet sich besonders vor der Applikation von Spritzen und Verweilkanülen bzw. ähnlich unangenehmen medizinischen Maßnahmen und zur Vorbereitung auf Narkosenachwirkungen und postoperativ zu erwartende Zustände.
- Aufklärung muß durch den Arzt persönlich erfolgen, Video-Audiotechniken oder schriftliches Material haben nur ergänzenden Stellenwert und sollten, wenn überhaupt, nach dem ausführlichen persönlichen Arzt-Patient-Kontakt angeboten werden. Nach einer Untersuchung bevorzugten 96 % der befragten präoperativen Patienten das Gespräch mit dem Arzt, nur 3 % wollten schriftlich und 1 % durch anderes Krankenhauspersonal informiert werden (Bühler u. Bieber 1985). Patienten, die persönlich vom Arzt aufgeklärt worden waren, zeigten gegenüber den schriftlich informierten Patienten präoperativ einen stärkeren Angstabfall (Leigh et al. 1977).
- Eine strukturierte psychologische Vorbereitung ist einer unstrukturierten Betreuung bei identischem Informationsinhalt überlegen. Wenn das Vorberei-

tungsprogramm klar gegliedert und Arzt bzw. Krankenschwestern darin ausführlich und sorgfältig geschult werden, kommt es zu positiveren Effekten, als wenn die Durchführung dem persönlichen Stil des Arztes oder der Krankenschwester überlassen bleibt (Lindeman u. Van Aernam 1971).
- Die Aufklärung hat je nach individueller Bewältigungsart des Patienten eine unterschiedliche Wirkung auf Emotionalität und Verhalten. Patienten, die sich eher angst- und informationsvermeidend zeigen, erleben nach Aufklärungsinformationen einen Erregungszuwachs und adaptieren schlecht; Patienten mit informationssuchendem Bewältigungsstil werden unruhiger, wenn die Aufklärung als ungenügend wahrgenommen wird oder sogar unterbleibt. Erregungsreduktion und gute Adaptation sind zu beobachten, wenn der Aufklärungsstil auf das individuelle Bewältigungsverhalten abgestimmt ist.

Die vorliegenden Ergebnisse differentieller Wirksamkeit von strukturierter psychologischer Aufklärung rechtfertigen nicht die Forderung nach Aufgabe der Informationspflicht. Die Ergebnisse sind zu widersprüchlich, die Operationalisierungsversuche individuellen Bewältigungsverhaltens zu vage und meßproblembehaftet, als daß man prospektiv feststellen könnte, welcher Patient unter dem Einfluß welcher Information am besten adaptieren und genesen könnte. Vielmehr ist bei der Aufklärung darauf zu achten, daß mit den Informationen gleichzeitig auch Möglichkeiten angeboten werden, mit den erhaltenen Informationen angemessen umzugehen. Mit anderen Worten: *Information hat keinen Sinn, wenn man ihr hilflos und ohne soziale Unterstützung ausgeliefert bleibt.* Das Angebot instrumenteller Bewältigungsweisen kann dem Patienten, der zuvor aufgeklärt wurde, in einer durch starke Handlungseinschränkungen charakterisierten, präoperativen Situation eine wirksame Hilfestellung sein.

Bereitstellung von Bewältigungsmöglichkeiten

Miller und Mangan (1983) stellten einem Teil ihrer Kolposkopiepatientinnen eine aktive Kontrollmöglichkeit zur Verfügung. Die Patientinnen durften wählen, welche medizinische Prozedur zuerst durchgeführt werden sollte (z. B. Abtasten des linken oder rechten Untersuchungsbereiches). Ungeachtet der Informationsart (detailliert aufklärend oder ablenkend beruhigend), die vor dem Untersuchungsbeginn gegeben wurde und ungeachtet des individuellen Bewältigungsstils, waren bei allen aktiv Kontrollierenden die subjektiven, verhaltensmäßigen und physiologischen Streßzeichen reduziert. Die Autoren schlossen daraus, daß spezielle Informationen zur psychologischen Vorbereitung nur dann sinnvoll seien, wenn deren *instrumenteller Wert* sehr hoch sei. Wenn die Aufklärungsinformation benützt werden könne, um das unangenehme Ereignis zu kontrollieren, dann würde von allen Patienten diese Information begrüßt und angenommen.

Pranulis u. Dabbs (1975) erlaubten ihrer Experimentalgruppe die Ausübung aktiver Kontrolle über die präoperative Situation. Die Patienten konnten den Anästhesisten über alle sie interessierenden Aspekte der Narkose befragen und um etwaige Erleichterungen und Bequemlichkeiten bitten. Gleichzeitig sollten sie dem Arzt kontinuierlich ihre Empfindungen bis zur Narkoseeinleitung mitteilen. Dagegen erhielt die Kontrollgruppe nur die Empfehlung, sich der Situation hinzugeben und der Kompetenz des Arztes und der Schwestern zu vertrauen.

Die Bedingung der "aktiven Kontrolle" über die Narkosesituation bewirkte eine signifikante Reduktion der Pulsfrequenz. Nach Ansicht der Anästhesisten erleichterte die Pulsfrequenzabnahme die Steuerung des Narkoseverlaufs und minderte die Gefahr von intraoperativen Herz- und Kreislaufkomplikationen.

Die präoperative Einübung von Bewältigungsverhaltensweisen, wie Entspannung, streßreduzierendes Atmen oder auch komplexer Programme (z. B. Meichenbaums Streßinokulationstraining (Meichenbaum 1982) führte ebenfalls durchweg zu positiven Effekten: unmittelbare präoperative Angstreduktion, verringerter Anästhetikaverbrauch, bessere postoperative Stimmung, bessere Anpassung, geringerer Analgetika- und Tranquilizerverbrauch, weniger Komplikationen, kürzere Klinikverweildauer.

Ein Modell patientenzentrierter psychologischer Operationsvorbereitung

Die vertrauensvolle Hingabe an Narkose und Operation stellt eine hohe emotionale Leistung des Patienten dar. Sie kann nur auf der Basis einer vertrauensbildenden ärztlichen Gesprächsführung gelingen. Hingabe darf jedoch nicht zur Aufgabe der Mitverantwortung am eigenen Genesungsprozeß führen. Daher ist ein partnerschaftlicher Dialog einer asymmetrischen kompetenzorientierten Gesprächsführung vorzuziehen. Folgende Schritte bieten sich bei der psychologischen Vorbereitung der präoperativen Patienten im Rahmen eines Prämedikationsgesprächs an.

Prüfung des Vorwissens und des individuellen Informationsbedürfnisses

Erfahrene Anästhesisten berichten, daß sie bereits beim Eintreten in das Krankenzimmer wissen, ob ein Patient über das Operationsrisiko aufgeklärt werden will. Mancher Patient sitzt bereits auf dem Bett oder einem Stuhl und wartet auf die Visite. Seine Augen sind auf die Tür gerichtet, und er nimmt sofort eine Erwartungshaltung ein, wenn der Arzt auf ihn zukommt. Andere Patienten werfen allenfalls einen kurzen Blick auf den eintretenden Anästhesisten, lesen in ihrem Buch etc. weiter und demonstrieren so, daß sie sich in ihrer momentanen Beschäftigung (oder Ablenkung) gestört fühlen.

Es ist nun sehr wichtig, sich vorsichtig an den Patienten "heranzutasten". Dies geschieht am besten, indem man dessen *Vorwissen* über die vier Bereiche: Krankheit, Narkose, Operation und postoperativen Verlauf abfragt. Der Patient sollte dabei nicht unterbrochen werden. *Entscheidend ist, daß sein Vorwissen vom Arzt ernstgenommen wird.* Auf diese Weise kann eine partnerschaftliche Beziehung zwischen Arzt und Patient hergestellt werden. Anschließend wird es möglich sein, das Vorwissen des Patienten, sofern es fehlerhaft ist, zu korrigieren und es zu ergänzen. Die Informationen können so gegeben werden, daß der Patient sich ermutigt fühlt, nachzufragen, wenn er etwas nicht verstanden hat, oder sogar zu widersprechen, wenn er mit einigen vorgeschlagenen Prozeduren nicht einverstanden sein sollte.

Patienten, die jeglichem Aufklärungsversuch des Arztes ablehnend gegenüberstehen, müssen in sanfter, nicht verletzender Art mit ihrer Haltung *konfrontiert* werden, z. B. "ich verstehe, daß Sie nicht darüber reden wollen", oder "es fällt Ihnen schwer, jetzt darüber zu sprechen, Sie wollen am liebsten nichts hören"... usw. Auf keinen Fall sollte auf Aufklärung verzichtet werden, weil eine Verschlechterung des psychischen Zustandes befürchtet wird (Zumutbarkeitskriterium). Dies wäre sowohl juristisch als auch psychologisch äußerst fragwürdig.

Eingehen auf direkt oder indirekt geäußerte Emotionen

Durch konkretes Nachfragen kann der Arzt dem Patienten behilflich sein, seine präoperativ bestehende Erregung in klar benennbare Emotionen zu differenzieren. Manchmal ist es notwendig, Formulierungshilfen bereitzustellen, wie z. B. "Sie machen sich jetzt Sorgen um die Kinder zuhause", oder "Sie ärgern sich darüber, daß ausgerechnet Ihnen das passieren mußte". Emotionen werden häufig versteckt in Nebensätzen dargestellt. So kann z. B. ein Patient angeben, daß er ruhig und gelassen sei, an anderer Stelle aber erwähnen, er habe vorsichtshalber seiner Frau alle Dokumente bereitgelegt, "falls etwas sein sollte". Das Ansprechen von Gefühlen ist eine vertrauensbildende Maßnahme.

Akzeptierung von Angst

Empirische Ergebnisse (Höfling u. Butollo 1985; Höfling 1988) belegen, daß Angst primär keine schädigende Emotion ist, sondern adaptive Funktionen besitzt. Es gehört zu den wichtigsten Aufgaben des Arztes, insbesondere des Anästhesisten, aber auch des Pflegepersonals, die Emotionen des Patienten zu akzeptieren und sie nicht durch unspezifische Beruhigungsversuche einzudämmen bzw. die Patienten auf subtile Weise zu bestrafen.

Wenn der Arzt in positiver, akzeptierender Weise auf die Empfindungen des Patienten eingeht, kann dieser leichter lernen, seine Unruhe anzunehmen, und die Gefahr der Angstaufschaukelung wird gemindert. Lehrt man den Patienten zusätzlich auf konkrete Weise, seine Erregung, Unruhe oder Angst nicht zu bekämpfen, dann kann er sich in Zeiten (in der Nacht, am Morgen vor der Operation), in denen ein sozialer Support nicht möglich ist, selbst stützen. Instruktionen, die eine angstakzeptierende Grundhaltung beim Patienten ermöglichen, wurden bereits formuliert und empirisch erprobt (Höfling 1988).

Bereitstellung intrapsychischer Kontrollmöglichkeiten

Hier belegt die Forschungsliteratur die stabilisierende Wirkung von Entspannungs- und Atemkontrolltechniken auf das Kreislaufverhalten, insbesondere für die Zeitspanne unmittelbar vor dem chirurgischen Eingriff.

Eine Atemübung mit der Fokussierung der Aufmerksamkeit auf das langsame Ausatmen fördert z. B. den Glauben an die Kontrollierbarkeit "zu intensiver" Emotionen (Höfling 1988). Gleichzeitig ist sie ein Mittel gegen Hilflosigkeit während der Zeit des Wartens auf die Operation. Eine gute Atemtechnik vermindert auch die Gefahr der postoperativen bronchopulmonalen Infektionen und trägt somit indirekt zu einer komplikationsärmeren Genesung bei. Die Atemübung kann postoperativ von den Krankengymnasten wieder aufgegriffen und modifiziert werden. Die Motivierung des Patienten zum lokalisierten (schmerzhaften) Atmen in den Wundbereich fällt leichter, wenn sich der Patient von der Wirksamkeit der Atemübungen bereits präoperativ überzeugen konnte.

Angstakzeptanz und Atemkontrolle bzw. Entspannungstechniken und Streßmanagementtechniken ergänzen sich und wirken in die gleiche Richtung. Beide zusammen stellen einen Schritt zur Eigenverantwortung dar.

Bereitstellung direkter Kontroll- und Einflußmöglichkeiten

Teilkontrolle über die Situation hilft dem Patienten, mit dem präoperativen Streß klarzukommen (z. B. ausdrückliche Wahlmöglichkeit hinsichtlich der Einnahme abendlicher Prämedikation; Begleitung in den OP-Saal durch Angehörige; Beibehaltung des persönlichen Tagesrhythmus etc.).

Einige dieser Vorschläge greifen in die bestehende Betriebsstruktur des Krankenhauses ein und sind nur schwer zu realisieren. Bei der Einstimmung von Kindern auf die Operation ist jedoch eine Anpassung des Betriebs an die emotionale und kognitive Struktur des Kindes dringend von Nöten. Personenkonstanz in der Betreuung und die Anwesenheit der Eltern in den kritischen Streßsituationen sind zwei der wichtigsten Forderungen einer kindzentrierten Vorbereitung auf Operationen. In der Regel müssen die begleitenden Mütter und Väter entsprechend geschult werden, damit sie ihre unterstützenden und sicherheitsvermittelnden Hilfsfunktionen einnehmen können. Operationsvorbereitung kann zusätzlich auch über Bilderbücher (Höfling et al. im Druck) und Probebesuche in Kliniken erfolgen.

Zusammenfassung

Die psychologische Operationsvorbereitung gehört in die Hände der Ärzte und des Pflegepersonals. Der Patient benötigt in der präoperativen Phase keinen zusätzlichen Experten für seine "Seele". Er braucht das Vertrauen des behandelnden Arztes und er muß in die Lage versetzt werden, Vertrauen in den behandelnden Arzt zu entwickeln.

Die psychologische Operationsvorbereitung hat nicht die Aufgabe, Angst zu nehmen oder gar den Patienten zum Helden zu erziehen. Die Aufgabe ist die Schaffung einer vertrauensvollen Atmosphäre, bei der der Patient je nach situativen Erfordernissen zwischen Hingabe und Eigenverantwortung pendeln kann. Dieses Ziel wird erreichbar, wenn beide Seiten - der Patient und der

Arzt - im Dialog daran arbeiten. Operationsvorbereitungsprogramme, die auf wissenschaftlichen Erkenntnissen der Klinischen Psychologie beruhen, geben die entscheidende Hilfestellung für das Gelingen einer patientenzentrierten Vorbereitung. Die Ergebnisse nach kontrollierter Anwendung psychologischer Vorbereitungsprogramme sind jedesmal verblüffend: weniger Streß, stabileres Kreislaufverhalten vor und während der Operation, komplikationsärmerer Operationsverlauf, einfachere Narkosesteuerung, geringerer postoperativer Schmerz und Distress, raschere Genesung und positive Urteile über die Klinik und den Klinikaufenthalt.

Bei der Schulung des Arztes und des Pflegepersonals in psychologischer Operationsvorbereitung können Schwierigkeiten auftreten. Einige der vorgeschlagenen psychologischen Interventionen (Akzeptieren von "negativen" Gefühlen, Unterlassung unspezifischer Beruhigungsversuche) kollidieren mit den Helferstandards und dem selbstgestellten Helferauftrag. Auch Ärzte und Pflegepersonal brauchen einen ständigen Ansprechpartner, mit dem sie ihre Probleme im Umgang mit einigen schwierigen Patienten besprechen können. Besonders deutlich wird die Notwendigkeit psychologischer Unterstützung des Klinikpersonals bei äußerst schweren Erkrankungen und Operationen, wie z. B. bei Operationen infolge von Herz- und Krebserkrankungen sowie bei offensichtlich neurotischen Patienten.

Weitere Vorbereitungsprogramme müssen vor allem für Problemoperationen entwickelt werden. Die Programme sollen so gestaltet sein, daß sie in die zeitlich gedrängte Routinearbeit des Arztes integrierbar sind.

Psychologische Patientenbetreuung darf nicht auf die präoperative Phase beschränkt bleiben. Die Etablierung von psychologisch fundierten postoperativen Betreuungsmaßnahmen und Interventionen ist ebenfalls wünschenswert. Für diese Programme sollte der Leitsatz gelten: den Patienten nicht da in Hilflosigkeit und Passivität verharren lassen, wo er selbst aktiv zur Genesung beitragen kann.

Literatur

Bühler KE, Bieber L (1985) Präoperative Angst, Therapieaufklärung und Zufriedenheit mit der ärztlichen Behandlung. Dt Ärztebl, Ärztliche Mitteilungen 82/6:1-5
Cohen F, Lazarus RS (1973) Active Coping Processes, Coping Dispositions and Recovery from Surgery. Psychosom Med 35:375-389
Höfling S (1987) No room for feelings? Thoughts on routine preoperative preparation. News from EFFPA 1/3:15-17
Höfling S (1988) Psychologische Vorbereitung auf chirurgische Operationen. Springer, Berlin Heidelberg New York London Paris Tokio
Höfling S, Butollo W (1985) Prospektiven einer psychologischen Operationsvorbereitung. Anaesthesist 34:273-279
Höfling S, Dworzak H, Scheitzach G (im Druck) "...dann war ich wieder gesund". Steffi erzählt vom Krankenhaus.
Janis IL (1958) Psychological Stress: Psychoanalytic and behavioral studies of surgical patients. Wiley, New York
Johnson JE (1975) Stress Reduction through Sensation Information. In: Sarason JE, Spielberger CD (eds): Stress and anxiety, Vol. 2, Hemisphere Publications, Washington DC, p 361-379

Leigh JM, Walker J, Janaganatha P (1977) Effect of preoperative anaesthetic visit on anxiety. Brit Med J 2:987-989

Lindeman CA, Van Aernam B (1971) Nursing intervention with the presurgical patient. The effects of structured and unstructured preoperative teaching. Nurs Res 20:319-332

Meichenbaum D, Turk D (1982b) Stress inoculation: A preventive approach. In: Neufeld R (ed) Psychological stress and psychopathology. Mc Graw-Hill, New York

Miller SM, Mangan CE (1983) Interacting effects of information an coping style in adapting to gynecological stress: Should the doctor tell all? J Pers Soc Psychol 45/1:223-236

Pranulis M, Dabbs J (1975) General anesthesia and the patient's attempts at control. Soc Behav Pers 3:49-52

Tolksdorf W, Grund R, Berlin J, Pfeiffer J, Rey ER (1981) Zur Risikoaufklärung von Anästhesieverfahren aus psychosomatischer Sicht. Anaesthesiologie und Intensivmedizin 9:283-286

Wilson WE (1969) Preoperative anxiety and anaesthesia. Their relation. Anesth Anal 48:605-611

Herz-Kreislauf-Erkrankungen

Dieter Vaitl und Detlev O. Nutzinger

Vorbemerkungen

Herz-Kreislauf-Erkrankungen zählen in den industrialisierten Ländern zu den häufigsten Todesursachen. Immer stärker setzt sich heute die Erkenntnis durch, daß Gesundheit und Krankheit von Verhalten und Einstellungen beeinflußt werden. Das "Center for Disease Control of the U.S. Public Health Service" schätzt, daß etwa die Hälfte der Todesfälle, auf Grund der bekannten 10 Haupttodesursachen, in Verbindung mit dem individuellen Lebens- und Verhaltensstil stehen. Dies stellt zweifellos eine Herausforderung an die Verhaltensmedizin dar.

In diesem Kapitel wird der Schwerpunkt aber bewußt nicht auf jene Herz-Kreislauf-Erkrankungen gelegt, die uns am meisten beunruhigen, wie z. B. der Myokardinfarkt oder der Apoplex. Der Blick soll vielmehr auf weniger "Dramatisches" gelenkt werden, nämlich auf das Herz-Angst-Syndrom und die essentielle Hypertonie. Denn beide Störungsformen stellen eine Herausforderung an die Verhaltensmedizin dar, wenn auch aus sehr unterschiedlichen Gründen: das Herz-Angst-Syndrom insofern, als kaum eine zufriedenstellende Behandlungsform existiert, die Patienten aber unablässig um Behandlung nachsuchen, und die essentielle Hypertonie, weil Behandlung möglich ist, die Patienten aber auf Grund mangelnder Compliance das Behandlungsangebot nicht oder nur unzureichend wahrnehmen. Zwei unterschiedliche, wenn nicht sogar polare verhaltensmedizinische Problembereiche also, nimmt man Behandlungsbedarf und -angebot einmal zum Ausgangspunkt der Betrachtung. Im folgenden soll es daher um die zentrale Frage gehen, wie verhaltensmedizinische Erkenntnisse im Rahmen eines machbaren Behandlungsangebotes für diese beiden Störungsformen eingesetzt werden.

Das Herz-Angst-Syndrom

Das mit diesem Begriff umschriebene Beschwerdebild ist seit langem bekannt. Als "Angstneurose" charakterisierte es bereits 1895 Sigmund Freud. Andere

Bezeichnungen sind z. B. DaCosta-Syndrom, zirkulatorische Neurasthenie, Effort-Syndrom. Es mag ein Zeichen der Verlegenheit angesichts der unklaren Genese sein, daß so zahlreiche und verschiedene "Diagnosen" in der Vergangenheit für ein und dasselbe klinische Bild erfunden worden sind. Doch keine befriedigt gänzlich. Denn nach wie vor bleibt das Dilemma zwischen der medizinischen Ausschlußdiagnostik, bei der eine Vielzahl differential-diagnostisch abzugrenzender Erkrankungen zu berücksichtigen ist, und der iatrogenen Verängstigung des Patienten durch ein Zuviel an Diagnostik bzw. eine Überbewertung von Minimalbefunden. Nur ein kontinuierlicher interdisziplinärer Dialog zwischen Verhaltenswissenschaftlern und Medizinern kann, wenn er therapiebegleitend geführt wird, eine Exazerbation der Beschwerden verhindern helfen. Was weiß man heute über dieses Beschwerdebild?

Das Beschwerdebild

Bei der Herzphobie treten plötzlich Angstattacken auf, die mit der Furcht einhergehen, daß eine Herzkrankheit vorliege und das Leben in Gefahr sei. Neben der im Vordergrund stehenden Pulsbeschleunigung oder -unregelmäßigkeit treten eine Reihe von anderen Beschwerden auf, wie z. B. Schweißausbrüche, forcierte Atmung, motorische Unruhe, Schwindelgefühle, Hitzewallungen, Kloßgefühl im Hals, Atemnot sowie eine Vielzahl von Mißempfindungen bzw. Schmerzsensationen im Brustbereich. Das 2. wichtige Diagnosekriterium besteht in einer phobischen Wahrnehmungseinengung auf das Herz. Zusammen mit der Erwartungsangst vor einem neuerlichen Anfall führen die auf das Herz bezogenen Befürchtungen zu einem Vermeidungsverhalten, das insgesamt auf eine größtmögliche Schonung des Herzens abzielt. Häufig entwickeln diese Patienten nebenher noch andere psychische Störungen, wie z. B. eine Agoraphobie oder eine Depression.

Über die Häufigkeit dieser Erkrankung liegen aus der Literatur bisher nur grobe Schätzwerte vor, wobei die Daten auf Grund der unterschiedlich weit gefaßten Definitionen nur bedingt vergleichbar sind. Für die eher weit gefaßte Sammelbezeichnung der "funktionellen Herz-Kreislauf-Störungen" wird in der Allgemeinpraxis eine Vorkommenshäufigkeit von 10-15 % angegeben, für eine medizinische Poliklinik liegt die Richtgröße bei 8 % und für die Gesamtbevölkerung bei schätzungsweise 2-5 %. Das Alter bei Erkrankungsbeginn liegt gewöhnlich vor dem 30. Lebensjahr. Hinsichtlich der Geschlechtsverteilung wird in den meisten Untersuchungen ein Überwiegen der Männer festgestellt.

Zu Verlauf und Prognose des Herzphobiesyndroms gibt es nur wenige Untersuchungen. Sowohl in den etwas älteren Langzeitkatamnesen, die retrospektiv einen Zeitraum bis zu 20 Jahren umfassen, als auch in einer eigenen prospektiven Verlaufsuntersuchung dominieren übereinstimmend die chronischen Verlaufsformen dieses Beschwerdebildes (Nutzinger et al. 1987).

Behandlungsansätze

In den letzten Jahren wurden von mehreren Forschergruppen verhaltensmedizinisch ausgerichtete Therapieansätze für die Behandlung von Herzphobikern entwickelt und erfolgreich eingesetzt. Die verschiedenen Therapiekonzepte weisen trotz unterschiedlicher Schwerpunktsetzung eine erstaunliche Übereinstimmung in der Formulierung der Behandlungsprinzipien auf.

Dies betrifft vor allem die für den Patienten verständliche Vermittlung eines plausiblen *Erklärungsmodells* für die Erkrankung. Dies ist wichtig, sobald die Patienten motiviert werden müssen, sich für eine psychotherapeutische Behandlung zu entscheiden; auf der anderen Seite ist dieses Erklärungsmodell zentraler Bestandteil von kognitiv orientierten Therapieansätzen. Die Vermittlung plausibler Ätiologie- und Therapiemodelle bei herzphobischen Patienten wurde von Reinecker (1987) in einer Behandlungsstudie überprüft. Sie erbrachte vor allem in subjektiven Variablen wie Motivation, Compliance und Attribution ermutigende Ergebnisse.

Ein weiteres gemeinsames Behandlungsprinzip ist die gezielte Berücksichtigung der verschiedenen *Störungskomponenten*. In Anlehnung an einen Systemansatz, in dem psychische Störungen als eine Diskordanz zwischen den Funktionsebenen von Physiologie, Kognitionen und Verhalten gesehen werden, sind dementsprechend für die verschiedenen Störungsbereiche unterschiedliche Behandlungsstrategien entwickelt worden. Sie reichen von Provokationsmethoden bzw. Expositionsverfahren über kognitive Therapietechniken und übende Verfahren bis hin zum Einsatz von manueller Therapie, Physiotherapie und Entspannungsmethoden.

Einen hohen Stellenwert haben ferner *übende Verfahren*, die sich - meist in Form eines Expositionstrainings - an eine intensive Vorbereitungsphase anschließen. Diese In-vivo-Übungen dienen der Reduktion des Vermeidungs-(Schon-)verhaltens. Aus verhaltenstherapeutischer Sicht stellen sie in der Behandlung von Herzphobiepatienten die Methode der Wahl dar. Ihre Effizienz ist durch die Ergebnisse zahlreicher Behandlungsstudien von Patienten mit Agoraphobie gut belegt.

Eine umfangreiche Literatur existiert über *Biofeedback* und Herzfunktion, wobei sich die Mehrzahl der Arbeiten auf ein operantes Biofeedback der Herzrate beschränkt. Von Eisenack et al. (1987) wurde Biofeedback im Rahmen eines umfassenderen Behandlungsprogramms bei herzphobischen Patienten eingesetzt, wobei vor allem kognitive Elemente mit berücksichtigt wurden. Nach Vermittlung eines Erklärungsmodells lernten die Patienten durch das Biofeedbacktraining, Zusammenhänge zwischen Emotion und körperlichen Reaktionen sowie die Abhängigkeit dieser körperlichen Reaktionen von den eigenen Aktivitäten zu beobachten und realistischer einzuschätzen. Der Einsatz von Biofeedback ermöglichte über die Vermittlung der direkten Zusammenhänge zwischen kognitiven und physiologischen Variablen hauptsächlich eine Veränderung von Kausal- und Kontrollattributionen.

Weitere Entwicklung

Die verhaltensmedizinische Forschung hat im Bereich des Herzphobiesyndroms durch die Berücksichtigung von Verhaltensaspekten und kognitiven Prozessen einen wesentlichen Beitrag zum besseren Verständnis dieser komplexen Störung geliefert, wenngleich eine Fülle von Fragen verständlicherweise noch offen ist. Die hier aufgezeigten Möglichkeiten eines therapeutischen Zuganges sind allerdings viel zu wenig bekannt. Vielerorts - vor allem aber bei den Betroffenen selbst - herrscht die Meinung vor, daß eine Behandlung dieser Krankheit langwierig und aufwendig sei und daß nur geringe Erfolgsaussichten bestünden. Die derzeitige Situation, daß Herzphobiepatienten durchschnittlich erst $3^1/_2$ Jahre nach Beginn der Erkrankung einer gezielten Behandlung zugeführt werden, stellt eine klare Aufforderung dar, durch eine Verbesserung der Ausbildung der Ärzte sowie eine verstärkte Öffentlichkeitsarbeit die häufig einer Odyssee gleichenden Patientenkarrieren zu verhindern. Dadurch könnte die häufigste Ursache für eine Chronifizierung der Krankheit sowie die Behinderung durch sekundär im Laufe der Erkrankung ausgebildete Verhaltensmuster vermieden werden.

Essentielle Hypertonie

In jüngster Vergangenheit scheint ein Problembewußtsein in der Bevölkerung im Hinblick auf die essentielle Hypertonie zu entstehen, welches einen interdisziplinären Interventionsansatz wie den der Verhaltensmedizin geradezu erzwingt.

Die Ausgangslage

Seit 15 Jahren läuft beispielsweise in den USA das "National High Blood Pressure Education Program". In diesem Zeitraum stieg die Zahl derer, die den Risikofaktor "Hypertonie" kannten, von 50 % auf 85 % und die Zahl derer, die wußten, daß Hypertonie zum Herzinfarkt führt, sogar von 24 % auf 92 % an. Außerdem nahmen in diesen 15 Jahren die Arztbesuche wegen zu hohen Blutdrucks um 55 % zu, während die Zahl der Arztbesuche insgesamt nur um 10 % gestiegen war. Freilich sind Sensibilitätssteigerungen dieses Ausmaßes nicht ohne flächendeckende Informations- und Aufklärungskampagnen zu erzielen. Was aber bleibt, ist die Tatsache, daß - gleichgültig aus welcher Quelle die Information über Bluthochdruck stammt - die Nachfrage nach Behandlung wegen zu hohen Blutdrucks steigt.

Daß sich die Verhaltensmedizin mit dieser Störungsform beschäftigt, hat verschiedene Gründe. Erstens verhindert das Problem der mangelnden Compliance, daß objektiv günstige Behandlungchancen nicht voll genutzt werden, und zweitens ist bekannt, daß Lebensgewohnheiten einen nachweisbaren Einfluß auf Entstehung und Chronifizierung des hohen Blutdrucks haben. Daß sich die essentielle Hypertonie, zumindest im Stadium I und II (WHO-Kriterien), durch verhaltensmedizinische Maßnahmen günstig beeinflussen läßt, ist mehrfach bestätigt worden (Übersichten finden sich bei Engel et al. 1983; Vaitl 1982). Inwiefern dies aber in "großem Stil" und dabei ökonomisch geschehen kann, beschäftigt die Fachleute seit noch nicht allzu langer Zeit. Wichtig ist hierbei, daß diese Erkenntnisse umgesetzt werden, und zwar dort, wo man häufig Bluthochdruckpatienten antrifft, nämlich in Rehabilitationskliniken und in der Arztpraxis. Im folgenden sollen daher einige Anregungen formuliert werden, wie aus verhaltensmedizinischer Sicht dort auf einige wichtige Variablen Einfluß genommen werden kann, z. B. auf das Körpergewicht, die Eßgewohnheiten, die Verarbeitung alltäglicher Belastungen, eben auf jene Risikoverhaltensweisen also, von denen man weiß, daß sie an der essentiellen Hypertonie beteiligt sind.

Behandlungsansätze

Eine Arbeitsgruppe in Münster (Lehnert et al. 1987) konnte jüngst an 108 Patienten einer Rehabilitationsklinik nachweisen, daß eine Kombinationstherapie, bestehend aus medikamentöser Behandlung mit Antihypertensiva und verhaltensmedizinischen Maßnahmen, den Blutdruck und andere kardiovaskuläre Risikofaktoren (Cholesterin) senken kann. Die 6wöchige Behandlung führte zu Blutdrucksenkungen, die auch noch 12 Monate nach Behandlungsende bestehen blieben. So sank der Blutdruck von anfänglich 153,8/92,5 mmHg auf 138,2/87,7 mmHg nach Abschluß der Therapie und betrug nach 1 Jahr immerhin noch 139,5/86,6 mmHg. Bei einer Kontrollgruppe dagegen, die keine Kombinationstherapie erhalten hatte, sondern ausschließlich medikamentös behandelt worden war, traten keine vergleichbar positiven Effekte auf (Blutdrucksenkung von 152,3/96,6 mmHg vor der antihypertensiven Medikation auf 136,8/ 86,2 mmHg nach 6 Wochen und erneuter Anstieg auf 144,5/90,9 mmHg nach 1 Jahr). Die verhaltensmedizinische Zusatzbehandlung hatte auch einen günstigen Einfluß auf die Anzahl der eingenommenen blutdrucksenkenden Mittel gehabt. Die Zahl der Patienten, die nach einem Jahr noch Antihypertonika einnahmen, lag dort bei 51,4 % (gegenüber 60,2 % vor der verhaltensmedizinischen Behandlung), wohingegen in der Kontrollgruppe die entsprechende Prozentzahl bei 77,8 %, also deutlich über den Anfangswerten von 68,0 %, lag. Eine signifikant größere Anzahl an Patienten mußte also hier medikamentös weiterbehandelt werden, um den Blutdruck im Normbereich zu halten. Das Besondere der verhaltensmedizinischen Intervention lag darin, daß die Patienten in 2 wöchentlichen Gruppensitzungen (etwa 2 h Dauer, 8-10 Teilnehmer), über 5 Wochen verteilt, Informationen über gesunden Lebensstil erhielten, in Entspannungsverfahren (Progressive Muskelrelaxation nach Jacobson, Übungsteile des autogenen Trainings) eingewiesen wurden, die Selbstmessung des Blutdrucks erlernten und ein Training zur Steigerung ihrer Selbstsicherheit mitmachten. Sämtliche Teilaspekte dieses Aufklärungs- und Erziehungsprogramms waren auf den einzelnen Patienten zugeschnitten. Dies betraf vor allem das Selbstsicherheitstraining und die Entspannungsmethoden. Bei ersterem galt es vor allem, machbare kognitive Strategien herauszufinden, um mit alltäglichen persönlichen Problemen, meist solchen, die im Umgang mit anderen auftreten, fertig zu werden. Bei letzteren dagegen ging es einmal um das Erlernen dieser Methoden selbst - was in der Regel sehr rasch gelingt - und zum anderen um das Herausfinden, wann sich körperliche Entspannung am sinnvollsten (und natürlich auch am unauffälligsten) in die tägliche Routine einbauen läßt. Prüfen konnten die

Patienten die Effekte dieser Maßnahmen, indem sie ihren Blutdruck selbst kontrollierten. Trotz vielfacher Einwände kann nach dem heutigen Stand der Forschung davon ausgegangen werden, daß die Selbstmessung des Blutdrucks durch den Patienten eine äußerst hilfreiche Maßnahme ist: Sie liefert eine Fülle von Blutdruckdaten und dient somit einer engmaschigen Therapiekontrolle. Will man den Patienten - sit venia verbo - zum "Wissenschaftler im Dienst seiner eigenen Gesundheit" erziehen, so scheint das "Daten-Sammeln und -Vergleichen" ein wichtiger Schritt auf diesem Weg zu sein.

Wann immer ein oder zwei verhaltensbezogene Methoden in einem antihypertensiven Behandlungsprogramm eingesetzt werden, kommt es schon nach relativ kurzer Zeit zur Senkung des systolischen Blutdrucks um etwa 10-15 mmHg (Andrews et al. 1982). Ob dies von Dauer ist, war bislang unklar. Lehnert et al. (1987) konnten deutlich machen, daß selbst bei einem sehr komplexen verhaltensmedizinischen Behandlungsprogramm Langzeiteffekte auftreten. Welche Maßnahme nun hauptsächlich zu diesem Effekt beigetragen hat, kann nachträglich nicht mehr festgelegt werden. Interessant ist in diesem Zusammenhang aber ihre Beobachtung, daß nach 12 Monaten von den nachuntersuchten 60 Patienten immerhin noch 53 die einmal erlernte Entspannungsmethode praktizierten. Auch nahmen in dieser Gruppe die Zahl an Patienten zu, die eine salzarme Diät einhielten und sich körperlich betätigten. Es dürfte wohl schwierig sein, hier Hauptwirkfaktoren zu isolieren. Einem Risikofaktor, der wie der Bluthochdruck eine multifaktorielle Genese hat, kann konsequenterweise auch therapeutisch nur multimodal begegnet werden.

Den Schritt aus der Klinik hinein in die Arztpraxis haben Basler und seine Mitarbeiter (Basler 1988; Basler et al. 1985) konsequent vollzogen und damit einen wichtigen Beitrag zur Frage der Umsetzbarkeit und Machbarkeit von verhaltensmedizinisch Wünschenswertem geliefert. Sie behandelten adipöse Hypertoniker in verschiedenen Arztpraxen bzw. lernten das Praxispersonal an, diese Verfahren an ihren Patienten zu erproben. Das mittlerweile umfangreiche Erfahrungsmaterial spricht eindeutig dafür, daß sich so etwas realisieren läßt und den erwarteten Erfolg hat.

Die wohl wichtigste Voraussetzung zu Beginn einer solchen Behandlung ist ein gut funktionierendes Bestellsystem in der jeweiligen Arztpraxis und eine dem Laien verständliche Begründung des Therapieplanes. Erst wenn dies geleistet ist, besteht eine gewisse Chance, daß der Patient mitmacht. In 15 allgemeinärztlichen Landpraxen wurden 261 übergewichtige Bluthochdruckpatienten zu Gruppensitzungen einbestellt und nach verschiedenen Prinzipien behandelt. In jeder der beteiligten Arztpraxen erhielt ein Teil der Patienten eine Gesundheitsberatung durch den Arzt. Sie bezog sich im wesentlichen auf die Risikofaktoren, die zu Bluthochdruck und Herz-Kreislauf-Erkrankungen führen. Sie fand 5mal im halben Jahr statt (= Kontrollbedingung). Dem anderen Teil der Patienten wurde ein verhaltenstherapeutisches Gruppenprogramm angeboten, welches vom Praxispersonal (z. B. Arzthelferinnen) durchgeführt wurde und zum Ziel hatte, das Körpergewicht zu reduzieren, den Salzkonsum einzuschränken, die Medikamenten-Compliance zu fördern und schließlich dem Patienten Anregungen zu geben, wie er besser mit belastenden Alltagssituationen

("Streß") umgehen kann. Das Praxispersonal selbst erhielt vorab eine Schulung, um dieses Programm in standardisierter Form durchzuführen. Realisiert wurden während der Gruppensitzungen verhaltenstherapeutische Techniken wie Selbstbeobachtung, Selbstbewertung und Selbstverstärkung des Verhaltens, insgesamt also Maßnahmen, um die Eigeninitiative des Patienten anzuregen und zu festigen. Veränderungen des Eßverhaltens standen natürlich im Mittelpunkt all dieser Maßnahmen. Es ging um die Sensibilisierung für Auslösersituationen, die gewöhnlich zu exzessivem Essen führten, sowie um das Erlernen (z. B. im Rollenspiel) von konkreten, kontrollierten Verhaltensweisen (z. B. Unterlassen von Nebentätigkeiten beim Essen, Ablehnen von angebotener Nahrung). Sowohl Körpergewicht als auch Blutdruck ließen sich durch dieses Gruppentraining günstig beeinflussen. Gegenüber der Kontrollgruppe, die lediglich Gesundheitsberatung erhielt und deren Gewicht nach einem $1/2$ Jahr nur um 1,1 kg abgenommen hatte, betrug die Gewichtsreduktion bei der Verhaltenstherapiegruppe durchschnittlich 5,2 kg; gegen Ende der Behandlungsperiode war ihr Blutdruck um 15/9 mmHg gesunken, bei der Kontrollgruppe dagegen nur um 7/3 mmHg. Außerdem zeigte sich die Gruppenbehandlung gegenüber der Gesundheitsberatung insofern überlegen, als sich der Medikamentenbedarf reduzierte. Dies ist nach Ansicht der Autoren darauf zurückzuführen, daß durch die größere Gewichtsreduktion auch der Blutdruck stärker abnahm. Geht man vom heutigen Kenntnisstand aus (Holzgreve 1984), führt eine Reduktion des Körpergewichts von Hypertonikern um 1 kg durchschnittlich zu einer Blutdrucksenkung von 2,7/1,8 mmHg. Dies macht verständlich, weswegen weniger Medikamente benötigt werden, um den Blutdruck bei der Verhaltenstherapiegruppe auf einem niedrigen Niveau zu halten.

Weitere Entwicklung

Der Einsatz verhaltensmedizinischer Maßnahmen bei der Behandlung der essentiellen Hypertonie erscheint nach dem derzeitigen Wissen unverzichtbar zu sein. Als günstig haben sie sich bei zwei so wichtigen Behandlungskomponenten wie der Compliance-Verbesserung und der Reduktion von Risikoverhaltensweisen erwiesen. Compliance-Verbesserung läßt sich auf verschiedenen Wegen erzielen: z. B. durch Einführung eines Bestellsystems, aktive Beteiligung der Patienten am Behandlungsprogramm (Selbstmessung des Blutdrucks), verhaltensbezogene Verordnungen (statt Vorschriften und Verabreichung vager "Lebensphilosophien") und Verminderung der Medikamentennebenwirkungen (Philipp et al. 1981). Der Abbau von Risikoverhaltensweisen ist dagegen weitaus schwieriger und erfordert oft äußerst komplexe Maßnahmen. Allein die Einschränkung des Salzkonsums oder das Durchhalten einer kalorienarmen Ernährung bedarf intensiver Aufklärung und meist Verhaltensänderungen nicht nur seitens des Patienten, sondern auch seiner Angehörigen. Bloße Aufforderung und Ermahnungen, Verhaltensweisen zu ändern oder gesundheitsschädigende Gewohnheiten aufzugeben, sind nutzlos. Gesundheitsbezogenes Verhalten muß eingeübt werden. Die Prinzipien, nach denen sich dies vollzieht und Veränderungen bewirkt, sind zwar bekannt, doch fehlt es heute an Fachkräften, die dies alles auch in die Tat umsetzen. Die Schulung von Praxispersonal könnte hier einen Schritt in diese Richtung darstellen (z. B. H.I.T.-Programm von Anlauf et al. 1986). Durchführung von Aufklärungs- und Gesundheitskampagnen am Arbeitsplatz samt konkreten Verhaltenstrainings sind weitere Maßnahmen, die hier helfen können (Alderman 1984).

Mittlerweile liegen mannigfache Erfahrungen darüber vor, wie solche Programme effektiver zu gestalten sind, worin ihre unverzichtbaren bzw. die weniger wichtigen Teile bestehen und welche Vorgehensweisen "vor Ort" überhaupt machbar sind (Cataldo u. Coates 1986). Noch haben sich diese Sichtweisen und Methoden nicht durchgesetzt, noch sind sie mit dem Verdacht behaftet, zu kompliziert und zu aufwendig zu sein. Nichtsdestoweniger spricht die Befundlage dafür, daß sie wirkungsvoll sind, sofern sie lege artis in die Versorgung von Hochdruckpatienten einbezogen werden. Es ist nicht mehr eine Frage, ob dies im Prinzip sinnvoll ist, sondern für welche Gruppe von Patienten diese Zusatzmaßnahmen *unbedingt* erforderlich sind. Gedacht ist hier an Risikopatienten, die sowohl aus medizinischer als auch aus verhaltenspsychologischer Sicht hoch gefährdet sind. Der Einsatz erscheint hier erfolgversprechend.

Literatur

Alderman MH (1984) Worksite treatment of hypertension. In: Matarazzo JD, Weiss SM, Herd JA, Miller NE, Weiss SM (eds) Behavioral health. A handbook of health enhancement and disease prevention. Wiley & Sons, New York, pp 862-869
Andrews G, MacMehan SW, Austin A, Byrne DG (1982) Hypertension: Comparison of drug and non-drug treatments. Brit Med J 284:1523-1526
Anlauf M, Hayduck K, Philipp T (1986) Hypertonie. Eine Aufgabe für Arzt und Arzthelferin. Lehrbuch zum H.I.T.-Programm. Terramed Communications, Überlingen
Basler HD (1988) Group treatment with obese essential hypertensive patients in a general practice setting. Results of 6 years research. In: Elbert T, Langosch W, Steptoe A, Vaitl D (eds) Behavioral medicine in cardiovascular disorders. Wiley & Sons, Chicester
Basler HD, Brinkmeier U, Buser K, Haehn KD, Mölders-Kober R (1985) Verhaltensänderung adipöser essentieller Hypertoniker. Gruppenbehandlung vs. Gesundheitsberatung in der Allgemeinpraxis. Allgemeinmedizin 14:18-24
Cataldo MF, Coates TJ (eds) (1986) Health and Industry. Wiley, New York
Eisenack P, Hartmann K, Schwarz D (1987) Biofeedback bei funktionellen Herz-Kreislaufstörungen. In Nutzinger DO, Pfersmann D, Welan T, Zapotoczky HG (Hrsg) Herzphobie. Klassifikation, Diagnostik und Therapie. Enke, Stuttgart, pp 166-171
Engel BT, Glasgow MS, Gaardner KR (1983) Behavioral treatment of high blood pressure: III. Follow-up results and treatment recommendations. Psychosom Med 45:23-29
Holzgreve H (1984) Pathogenese der essentiellen Hypertonie. Basis für prophylaktische Maßnahmen. Münch Med WS 126:499-503
Lehnert H, Kaluza K, Vetter H, Losse, H, Dorst K (1987) Long-term effects of a complex behavioral treatment of essential hypertension. Psychosom Med 49:422-430
Nutzinger DO, Zapotoczky HG, Cayiroglu S, Gatter G (1987) Panikattacken und Herzphobie. Wien klin WS 99:554-560
Philipp T, Holzgreve H, Vaitl D, Schrey A (1981) Compliance. Probleme zwischen Arzt und Hochdruckpatient. Wolf, München
Reinecker H (1987) Differentielle Effekte der Vermittlung plausibler Ätiologie- und Änderungsmodelle. In: Nutzinger DO, Pfersmann D, Welan T, Zapotoczky HG (Hrsg) Herzphobie. Klassifikation, Diagnostik und Therapie. Enke, Stuttgart, pp 126-135
Vaitl D (1982) Essentielle Hypertonie. Springer, Berlin

Förderung entwicklungsgestörter Kinder

Udo B. Brack, Rolf Castell, Klaus Sarimski und Peter Schulz

Der traditionelle Therapiebegriff setzt voraus, daß die Ursache einer Störung ebenso bekannt ist wie Methoden zu ihrer Behandlung; und daß der Erfolg dieser Methoden überprüft werden kann. Im Bereich der "Entwicklungsförderung" stößt dieses simple Interventionsmodell jedoch auf erhebliche Schwierigkeiten.

Aufgaben, Hypothesen, Erfolgskontrolle

Entwicklungsstörungen werden meist mit Tabellen erfaßt, die Bereiche wie "Grobmotorik", "Sprachverständnis" oder "Sozialverhalten" enthalten. Sie gehen etwa ab dem 3. Lebensjahr in die bekannten Intelligenztests über. Ein auf diese Weise gemessener *Entwicklungsrückstand* wirft insbesondere Fragen auf nach
- der Aussagekraft für den derzeitigen Zustand des Kindes (Diagnose),
- den Erwartungen für die Zukunft (Prognose) und
- den Möglichkeiten zur Beeinflussung des Entwicklungsganges (Therapie).

Die *Diagnose* setzt eine gewisse Objektivität und Reliabilität des Verfahrens voraus. Gerade bei kleinen Kindern aber zeigt sich, daß die Durchführungsobjektivität stark von situativen Bedingungen, vom geschickten Umgang des Untersuchers mit dem Kind usw. abhängt. Um diese Fehlerquelle zu umgehen, wird die Untersuchung des Kindes oft durch Befragung der Eltern ersetzt.

Dadurch aber reduziert sich gewissermaßen die "Auswertungsobjektivität": Eltern neigen dazu, die Leistungen ihres Kindes im Säuglings- und Kleinkindalter wesentlich zu überschätzen. Das gilt insbesondere für das Sprachverständnis, wenn Eltern aus der relativ diffusen Reaktion ihres Kindes auf einen Satz komplettes Verständnis aller Einzelheiten erschließen.

Noch gravierender sind die Fragen nach der Validität der Meßinstrumente. Meilensteine wie das freie Laufen oder die Produktion sinnvoller 2-Wort-Sätze haben inhaltliche Validität, d. h., ihr Erwerb ist per se ein Entwicklungsfortschritt. Nur in diesem Falle ist es erlaubt, gewissermaßen "an den Items entlang" zu therapieren und entsprechende Fortschritte direkt als Erfolg der Entwicklungsförderung zu bewerten.

Ganz anders verhält es sich bei Aufgaben, die nur Kriteriumsvalidität besitzen: Wenn wir prüfen, ob ein Kind ein Spielzeug an einer Schnur heranziehen kann (eine Leistung, die 50 % aller Kinder mit 10 1/2 Monaten beherrschen), dann betrachten wir diese Fertigkeit nur als Kriterium für weitreichendere Fähigkeiten des Kindes, nämlich Mittel-Zweck-Verbindungen zu erkennen und in Handlungen umsetzen zu können. In diesem Fall wäre es unsinnig, gezielt die Testaufgabe zu üben und den Übungserfolg als Entwicklungsfortschritt zu betrachten. Genau das wird aber oft als "Entwicklungsförderung" deklariert, z. B. beim Üben und Bewerten des Auffädelns von Perlen.

Oder es wird versucht, mit psychologischen Tests Syndromen wie "Hirnschaden" oder "Minimale zerebrale Dysfunktion" auf die Spur zu kommen, was oft nicht nur ein unsicheres, sondern auch ein tautologisches Unterfangen darstellt: Die Tests sind - wenn überhaupt - an der ärztlichen Diagnose validiert und damit prinzipiell nicht aussagekräftiger als der ärztliche Befund (vgl. Boll 1983), und die Gültigkeit des Syndrombegriffes für so vage umrissene Störungsbilder wie die genannten ist grundsätzlich in Frage zu stellen (vgl. Burgmayer 1986).

Besonders eklatant ist die mangelnde Validität von Diagnosen, die eher pädagogischen Charakter tragen, insbesondere von "Lernbehinderung" und "geistige Behinderung". Bei Schuluntersuchungen wird als untere Grenze für die Normalschule meist ein IQ von etwa 85 angegeben. Bei der Verwendung der gängigen, neueren Intelligenztests mit Berechnung des Abweichungs-IQ würde das aber bedeuten, daß etwa 16 % aller Kinder lern- oder geistig behindert sind. Tatsächlich befinden sich aber nur rund 3 % aller Kinder in den Schulen für Lern- und geistig Behinderte. Die Lösung des Widerspruches liegt darin, daß offenbar die in einer Verteilung definitorisch festgelegte Übereinstimmung von Prozenträngen und Intelligenzquotienten weithin unbekannt ist und andererseits mit veralteten Intelligenztests, die etwa 20 Punkte zu gut messen, gearbeitet wird.

Viele offene Fragen und ungeprüfte Probleme gehen also in eine Entwicklungsdiagnose ein. Ein vielversprechender Ansatz zu einer besseren Beurteilung des Status quo besteht in dem Versuch, aus den Einzelbefunden grundlegende kognitive Strukturen zu erschließen, d. h. Regeln, die Denken, Tun und Sprechen des Kindes steuern und in einem valideren Sinne den Entwicklungsstand widerspiegeln.

Erste Versuche dazu (z. B. Greenfield et al. 1972) endeten in der Sackgasse des (Über-) Interpretierens der Parallelen zwischen sprachlichen und Handlungsregeln. Daraus entstand die Forderung nach Entwicklungstests (vgl. Uzgiris u. Hunt 1975), deren einzelne Aufgaben
- basale kognitive Fertigkeiten erfassen und schon in frühem Alter anwendbar sind,
- durch Operationalisierung hohe Objektivität und Reliabilität aufweisen und
- jeweils einen Entwicklungsschritt darstellen, der notwendige und (unter

Hinzunahme zusätzlicher Kriterien) auch hinreichende Bedingung für den nächsten Schritt ist.

Alle kritischen Punkte der Diagnose gehen natürlich auch in den zweiten Aspekt, die *Prognose*, ein - ergänzt durch die Frage der langfristigen Veränderung.

Nicht selten geschieht es immer noch, daß Eltern eines entwicklungsgestörten Kindes damit vertröstet werden, es sei ein "Spätentwickler", oder es wird angedeutet, der Rückstand sei nur mit der jeweils an der betroffenen Einrichtung gerade vorhandenen Therapieform zu beheben.

Genauere Aussagen über die - insbesondere mentale - Prognose werden meist vermieden, zum Teil mit dem Hinweis auf die relativ geringe Vorhersagekraft des Intelligenzquotienten in den ersten Lebensjahren - obwohl das nur für den Normalbereich der Intelligenz und nur bei Betrachtung kleiner Intelligenzunterschiede gilt und seit langem Daten über die ungefähre Intelligenzentwicklung retardierter Kinder vorliegen (vgl. Fisher u. Zeaman 1970).

Dem Mangel an konkreten Aussagen über die Prognose steht eine Fülle von impliziten Andeutungen und nicht ausformulierten Hypothesen gegenüber. Der Hinweis, vor allem auf eine gute emotionale Beziehung zu ihrem retardierten Kind zu achten, wird von einer Mutter nicht selten so verstanden, daß die Ursache der Entwicklungsstörung im emotionalen Bereich liege und daß eine gute Beziehung zum Kind die Basis für eine Normalisierung seiner Retardierung sei. Ähnliche Erwartungen können entstehen, wenn nach der Feststellung der Retardierung eines Kindes primär eine "Familientherapie" empfohlen wird ohne die Erklärung, daß die "systemische" Sicht zwar die sozialen Konsequenzen einer mentalen Retardierung erfassen kann, nicht aber deren Ursachen und Prognose.

Gewissermaßen eine selbst gestellte Falle für die Prognosebeurteilung sind oft "zerebrale" Diagnosen wie die oben erwähnten: Wer statt "Unruhe, motorische Ungeschicktheit, schlechte Konzentration" den Begriff "Minimale zerebrale Dysfunktion" verwendet, deutet nicht nur den Bezugspersonen eine schlechte Prognose an, sondern läuft selbst Gefahr zu glauben, daß mit diesem Schlagwort automatisch eine besonders weitreichende, langwierige und therapieresistente Störung verbunden sei.

Wie nicht anders zu erwarten, stellt auch der dritte Punkt, die Beurteilung *therapeutischer Maßnahmen*, ein weites Problemfeld dar. Obwohl eine Vielzahl erprobter, operationalisierter und evaluierbarer Förderungsprogramme vorliegt (vgl. Brack 1986), sind immer noch Behandlungsansätze verbreitet, bei denen weder Methode noch Ziel ausformuliert ist. Der Mangel an Überprüfbarkeit des Vorgehens wird meist damit gerechtfertigt, daß man "ganzheitlich" fördern bzw. auf die vielfältigen Aspekte Rücksicht nehmen müsse (als sei die Entwicklungspsychologie nicht eine Naturwissenschaft, sondern eine Frage der Einfühlung).

Bei nicht wenigen Therapeuten kommt hinzu, daß sie von nativistischen Entwicklungsmodellen ausgehen, d. h. im Grunde annehmen, daß die Entwicklung (auch des retardierten Kindes) insgesamt kaum beeinflußbar ist, sondern daß höchstens einzelne Entwicklungsschritte etwas unterstützt werden können. Das führt oft dazu, daß Entwicklungsförderung so "spielerisch" betrieben wird, daß sie von der Art und Weise, wie sich eine liebevolle Mutter mit ihrem Kind ohnehin beschäftigt, kaum noch zu unterscheiden ist. (Dieser "ganzheitliche" Ansatz der Entwicklungsförderung hindert seine Protagonisten freilich nicht daran, zu seiner Ausübung eine jahrelange Ausbildung zu fordern!)

Schließlich gelten die genannten Einwände gegen die "zerebralen" Diagnosen auch für die Erwartungen an die Therapie: Jede vorschnelle Belegung einer Störung mit dem Etikett "organisch" fördert bei den Bezugspersonen des Kindes (und auch bei vielen Therapeuten) therapeutischen Pessimismus.

Schließlich sei noch eine besondere Form der "Kriterienkontamination" erwähnt, die nicht nur die Evaluation der Behandlung erschwert, sondern oft genug auch das primäre Interventionsfeld, die Retardierung des Kindes, aus den Augen verlieren läßt: Auffälligkeiten im Verhalten oder in der Entwicklung eines Kindes führen in vielen Fällen dazu, daß auch andere Probleme in der Familie des Kindes gesucht und schließlich gefunden werden, wie etwa Eheprobleme der Eltern, depressive Verstimmungen der Mutter oder berufliche Überlastung des Vaters, und daß diese Probleme nicht in eine abgewogene Relation zu den Störungen des Kindes gebracht, sondern vorschnell in ein Ursache-Wirkungs-Verhältnis zu diesen gestellt werden. Die Gefahr, daß damit die Ausgangsprobleme in eine Behandlungsbedürftigkeit der Bezugspersonen umdefiniert werden und für die Therapie der Retardierung des Kindes nur einige Erziehungsratschläge übrig bleiben, liegt nahe.

Diese kurze Übersicht über einige wichtige Problembereiche der Intervention bei entwicklungsgestörten Kindern hatte das Ziel, für ein geplantes und strukturiertes Vorgehen bei Diagnostik, Therapie und Evaluation zu plädieren und die Notwendigkeit echter, d. h. einander ergänzender interdisziplinärer Zusammmenarbeit zu unterstreichen. Einige Ansätze dazu sollen im folgenden aufgezeigt werden.

Morphologische und physiologische Aspekte mentaler Entwicklungsstörungen

Der Begriff "*Geistige Behinderung*" bezieht sich auf einen Entwicklungszustand, der nach deutscher Konvention durch einen IQ unter 60, nach internationaler durch einen IQ unter 50 gekennzeichnet ist. Bei dieser Gruppe lassen sich in 40 % mit den uns zur Verfügung stehenden Methoden keine organischen Ursachen nachweisen. Im oberen Grenzbereich um einen IQ von 60 ist bei 84 % keine organische Ursache bekannt. Kinder mit geistiger Behinderung sind doppelt überrepräsentiert in der Unterschicht der Bevölkerung, in kinderreichen Familien und wenn sie unehelich zur Welt kamen. Trotzdem werden nur bei 8 % die Ursachen der geistigen Behinderung auf Milieufaktoren zurückgeführt (Liepmann 1979).

Ein niedriger IQ tangiert immer Sprachverständnis und Sprachleistung. Die Entwicklung erfolgt nicht nur auf einem niedrigeren Niveau, so daß ein retardiertes Kind 10 Jahre alt werden kann, bis es denselben Grad an Sprachbeherrschung erreicht hat wie ein 4jähriges; es kommt hinzu, daß für eine Reihe von geistig behinderten Kindern das Entwicklungstempo der geistigen Funktionen so verlangsamt ist, daß der IQ zwischen 4 und 14 Jahren auf die Hälfte, also z. B. von 60 auf 30 sinkt. Diese Kinder lernen weder analytisch zu lesen noch zu schreiben.

Das absolute und relative Hirngewicht zeigten keine enge Beziehung zum IQ und zur Sprachleistung. Offensichtlich ist die Organisation des Gehirns wichtiger als seine Masse für die Funktion: Träger geistiger Fähigkeiten zu sein. Es gibt strukturelle Störungen und Anomalien des Gehirns, die genetisch bedingt sind oder vor, während und nach der Geburt erworben werden, die in unterschiedlichem Ausmaß geistige Behinderung zur Folge haben.

Im folgenden werden Störungsbilder genannt, die bei der primären Hirn- und Rückenmarksentwicklung und der Vermehrung, der Wanderung, der Organisation und der Myelinisierung der Neurone entstehen können.

Ein fehlender Schluß der vorderen (kranialen) Neuralrinne führt zum Fehlen des ganzen Großhirns (Anenzephalie). Diese Entwicklung entscheidet sich am 24. Tag der Schwangerschaft (Gestationsalter; Häufigkeit 0,5-6 ‰). Der fehlende Schluß des unteren Abschnitts der Neuralrinne am 26. Tag führt zu einem Offenliegen des Rückenmarks (Myelomeningozele) und nach der Geburt meist zu einem Wasserkopf (Hydrozephalus mit *Ventrikelausweitung*) der mit einer Reduktion des IQ einhergehen kann.

In der 6. bis 17. Schwangerschaftswoche entwickelt sich der angeborene Wasserkopf, wobei die Ursache in 60 % der Fälle in Mißbildungen mit Verschluß der Verbindung zwischen 3. und 4. Hirnhohlraum zu suchen ist. 33 % dieser Kinder sterben, 35 % sind dagegen normal begabt, 12 % lernbehindert und 20 % geistig behindert (Volpe 1987).

Die normale Vermehrung der Nervenzellen hat ihr Maximum im 2.-4. Embryonalmonat, die des Stützgewebes (Glia) im 5. Monat vor der Geburt bis zum 1. Lebensjahr. Ein Zuwenig an Vermehrung der Nervenzellen führt zu einem zu kleinen Gehirn (Mikrozephalia vera). Die Ursachen dafür können z. B. Vererbung, Strahlenwirkung vor der 18. Embryonalwoche, Alkoholismus der Mutter, Phenylketonurie der Mütter oder eine Rötelinfektion während der Schwangerschaft sein. Folgen davon sind IQ-Minderung, motorische Defekte und zerebrale Anfälle.

Das Gegenteil davon, der Makrozephalus (*ohne vergrößerte Hirnhohlräume*) stellt ein Zuviel an Wachstum der Nervenzellen dar und führt ebenfalls zu geistiger Retardierung; dieser Zustand wird vererbt, entsteht bei chromosomalen Störungen (XXY Klinefelter-Syndrom) und im Zusammenhang mit Gefäßwucherungen.

Wenn nach diesem Entwicklungsabschnitt des Gehirns die Nervenzellen von den Schichten um die Hirnhohlräume nicht planmäßig in die Hirnrinde wandern (6.-7. Schwangerschaftsmonat), entstehen Migrationsstörungen: Fehlen der Hirnrinde, wenige oder keine Hirnwindungen, wenige breite Hirnwindungen, zu viele kleine Hirnwindungen und Heterotypien. Schließlich können die Verbindungsbahnen zwischen linker und rechter Hemisphäre fehlen (Agenesie des Corpus callosum). Zum Beispiel finden sich bei Kindern mit IQ um 55 und fetalem Alkoholsyndrom erhebliche Störungen der neuronalen und der Gliazellwanderungen, was zu Polymikrogyrien führt.

Die Organisation des Gehirns erfolgt durch eine enorme Zunahme der dendritischen Verzweigungen ab dem 6. Fetalmonat bis zum 6. Lebensjahr. Viele der ursächlich unbekannten geistigen Behinderungen sind vermutlich durch einen Mangel an dendritischen Verzweigungen bedingt. Zu diesem Ausbau der Verzweigungen gesellt sich der Vorgang der selektiven Elimination der Nervenzellen. So ist im optischen System im 8. Lebensmonat eine maximale Dichte von Neuronen gegeben; diese hat sich bis zum 5. Lebensjahr auf die Hälfte verringert. Kommt es zu Schäden während dieser Entwicklung, so können unter Umständen Neurone, die für den Untergang bestimmt waren, Funktionen wahrnehmen und weiterbestehen, was die "Plastizität" des Gehirns im Vorschulalter erklären könnte, aber auch die Möglichkeit einer "Fehlverdrahtung", die im Tierexperiment nachgewiesen wurde, offenläßt. Unregelmäßigkeiten der Stützgewebsorganisation gemischt mit Störungen der dendritischen Verzweigungen finden sich bei Kindern mit Down-Syndrom und als Folge von Schäden während der Geburt.

Der letzte Schritt der Gehirnentwicklung ist die Myelinisierung, die vom 6. Schwangerschaftsmonat bis zum 20. Lebensjahr abläuft. Der Phenylbrenztraubensäure-Schwachsinn, die Homozystinurie und die Unterernährung im 5. Lebensmonat sind Krankheitsbilder, die Myelinisierungsdefekte aufweisen und mit niedrigem IQ einhergehen. Leukodystrophien sind die schwersten Störungen, die den Myelinstoffwechsel beeinflussen.

An sekundären Veränderungen im Gehirn sind bekannt: Verkalkungen, Blutungen in die Hirnhohlräume, in das Mark und zwischen Schädelknochen und Hirnrinde, Zysten, Fibrosierung und Gliawucherungen und die Ablagerung von Pigment in den Nervenzellen.

All diese morphologisch nachweisbaren, aber oft nicht erkennbaren Störungen können zu Defiziten der Motorik, des Sehens, der Sprache und der Intelligenz führen und fehlende emotionale Differenzierung zur Folge haben. Dabei können viele morphologische Störungsbilder zu ähnlichen Zustandsbildern beim Patienten führen. Und ein und dieselbe Grundstörung, z. B. der Mongolismus, kann sehr unterschiedlich ausgeprägte Defizite zur Folge haben. Wir finden also ein großes Maß an Unspezifität zwischen Schädigungsursache und geistiger Funktion beim Versuch einer unmittelbaren Korrelation dieser Aspekte.

5-21 % der geistig behinderten Kinder leiden zusätzlich unter zerebralen Anfällen. Für Diagnostik und Therapie hat hier das Elektroenzephalogramm eine wichtige Funktion. Darüber hinaus bringt die Ableitung der Hirnströme meist nur unspezifische Befunde wie das Ergebnis einer etwas langsameren Entwicklung der Alpha-Tätigkeit, vermehrt unterlagerter langsamer Wellen, einer etwas niedrigeren Amplitude und mangelnder zeitlicher und örtlicher Organisation, jeweils im Vergleich mit gleichaltrigen gesunden Kindern. Geistige Behinderung oder Stoffwechselstörungen des Gehirns sind nicht assoziiert mit konsistenten spezifischen EEG-Abnormitäten. Das EEG bei geistig behinderten Kindern steht eher in naher Beziehung zu allgemeinen Maturationsfaktoren als der Ursache der eigentlichen Krankheit.

Als Folgerung aus dieser Darstellung ergibt sich die Notwendigkeit, alle geistig Behinderten pädiatrisch, kinderneurologisch, kinderpsychiatrisch und neuropsychologisch genau zu untersuchen und abnorme Morphologie und Funktionen zu erheben bzw. auszuschließen; auf dieser diagnostischen Stufe erhalten dann Psychopharmaka, Verhaltensmodifikation und Familientherapie ihre sinnvolle Indikation.

Grundzüge der medizinischen Diagnostik bei entwicklungsgestörten Kindern

In der naturwissenschaftlich orientierten Medizin wird die Entwicklungsstörung als Krankheit angesehen. Das bedeutet, daß - wie bei jeder Krankheit - der Arzt verpflichtet ist, nach einer Ursache (Ätiologie) und der zur Krankheit führenden Pathogenese zu suchen. So sagt die Feststellung eines auch testmäßig gesicherten Entwicklungsrückstandes lediglich aus, daß der Arzt gezwungen ist, in den diagnostischen Prozeß einzusteigen. Die Tatsache des Entwicklungsrückstandes hat nur den Stellenwert eines Symptoms, dessen Ursache noch offen ist. Weitere Symptome müssen entdeckt werden, um zu einer Symptomkonstellation zu kommen, die so krankheitsspezifisch ist, daß die Stellung der Diagnose möglich wird und die Symptome sich zwanglos einordnen, falls im konkreten Falle eine wissenschaftlich belegte Pathogenese bekannt ist.

Die zur Diagnostik notwendige Sammlung von Informationen beginnt mit der Vorgeschichte (Anamnese). Die Eltern werden über die Entwicklung des Kindes, abgelaufene Krankheiten, den Verlauf von Schwangerschaft und Geburt sowie eventuelle erbliche Leiden befragt. Häufig ist die Aussagekraft der elterlichen Angaben sehr stark eingeschränkt, vor allem dann, wenn es um Angaben von Zeitpunkten, um Quantifizierung von Krankheitssymptomen oder um spezielle Aspekte der Entwicklung geht. Hier helfen dann Berichte des Kinderarztes, der Geburtsklinik oder des betreuenden Frauenarztes weiter. Unter anderem hängt der Informationswert der Vorgeschichte von der Gesprächsführung des Arztes ab. Es kommt darauf an, ob er mit Hilfe seiner Fragen etwas *heraus*findet oder ob er mit schematisierten Fragen etwas in die Eltern *hinein*fragt.

Durch die Anamneseerhebung muß geklärt werden, ob die Entwicklungsstörung seit der Geburt besteht oder sich erst in Form eines Entwicklungsknicks später herausgestellt hat. Nur dadurch erhält der Arzt Hinweise auf eine Stoffwechselanomalie ("inborn error of metabolism") oder andere prozeßhafte Leiden, die das zentrale Nervensystem fortgesetzt schädigen und sowohl die (Ohnmacht der) Therapie als auch die Prognose entscheidend bestimmen.

Der vermutete Entwicklungsrückstand sollte auf jeden Fall mit Hilfe eines Entwicklungstests aktuell bestätigt werden. Damit wird ein zusätzlicher, objektiver Ausgangswert für den Entwicklungsstand geschaffen, so daß der Verdacht einer Verminderung der Entwicklungsgeschwindigkeit seit der Geburt oder seit einem späteren Zeitpunkt durch erneute Testung nach einigen Monaten entweder bestätigt oder verworfen werden kann.

Die Fahndung nach den Ursachen des angeborenen Entwicklungsrückstandes geht in 3 verschiedene Richtungen: pränatale, perinatale und genetische Ursachen.

Wenn Schwangerschaft und Geburt unauffällig verlaufen sind, aber bei der Untersuchung körperliche Fehlbildungen gesehen werden, ist eine genetische Untersuchung zur Erkennung einer Chromosomenanomalie oder genetischer Leiden notwendig. Familiäre, genetische Ursachen können nur durch eine Erforschung des Familienstammbaumes gesichert werden.

Falls Fehlbildungen nicht vorhanden sind, kommt eine Schädigung in der späteren Schwangerschaft oder zur Zeit der Geburt in Frage. Für die Klärung einer perinatalen Ursache ist es nicht ausreichend, daß die Mutter von einer schweren Geburt erzählt, sondern es ist nötig, daß auch entsprechende Symptome (Atemstörungen etc.) nachweisbar oder zumindest wahrscheinlich sind.

Wenn sich ein eindeutiger Nachweis der Ursache nicht erbringen läßt, wird das in der Diagnose erwähnt. Selbstverständlich müssen zur Klärung alle Mittel der modernen Diagnostik eingesetzt werden:

- Die *neurologische Untersuchung* zum Nachweis von Störungen der Motorik, Sensibilität und Sensorik (z. B. Spastik, Athetose oder Sensibilitätsstörung- vgl. Göllnitz 1981).
- Die *Stoffwechseldiagnostik* zum Nachweis von Hypothyreose, Phenylketonurie und anderen Aminosäurenstoffwechselstörungen, Mucopolysaccharidosen, Lipoid- oder Glykogenspeicherkrankheiten aus Blut-, Urin- oder Gewebeproben.
- Die *Chromosomenanalyse* zum Nachweis von Trisomien und partiellen Chromosomenverlusten, die nicht zum Absterben des Embryos führen (z. B. Trisomie-21- bzw. Down-Syndrom, Trisomie-18- und Trisomie-13-Syndrom, Katzenschrei-Syndrom bzw. partielle Deletion des kurzen bzw. langen Arms von Chromosom 5, 13 q oder 18 p; vgl. Smith 1976).
- *Bildgebende Verfahren* mit und ohne Anwendung von Kontrastmitteln wie Ultraschall, Röntgen, Computertomographie oder Kernresonanzverfahren (NMR = Nuclear-Magnetic-Resonance-Tomographie). Diese dienen vor allem dazu, strukturelle Anomalien der normalen Anatomie (z. B. Mißbildungen, Destruktionen der grauen oder weißen Substanz des ZNS) und Tumoren festzustellen. Mit der NMR-Tomographie eröffnet sich allerdings auch ein Verfahren, mit dem Funktionen, wie z. B. stilles Lesen, bestimmten Hirnteilen zugeordnet werden können. Entsprechend könnten dann Lesestörungen auch auf zentralnervöse Funktions- oder Strukturprobleme zurückgeführt werden.
- Das *Elektroenzephalogramm* zur Diagnostik von epileptischen Anfällen, Hirntumoren und einiger entzündlicher hirndegenerativer und stoffwechselbedingter Prozesse (z. B. subakute sklerosierende Panenzephalitis, frühinfantile Leukodystrophie, tuberöse Hirnsklerose, Gaucher-Krankheit etc.).
- *Akustisch, optisch* oder *sensorisch evozierte Potentiale* zur Differenzierung von Störungen der Sinnesorgane bzw. der zentralnervösen Verarbeitung von Sinneswahrnehmungen, wie sie z. B. bei der Multiplen Sklerose oder Hirntumoren vorkommen.

- Die *pädiatrische Untersuchung* ergibt Hinweise auf Fehlbildungen der Organe (und somit auch des ZNS), Stoffwechselstörungen, andere Krankheiten und schließlich den Entwicklungsrückstand (vgl. von Harnack 1987).

Bei kritischer Betrachtung der Ergebnisse der Ausschöpfung dieses Untersuchungsganges zeigt sich, daß derzeit noch in über 50 % der Fälle mit nachweisbarer Entwicklungsstörung die Ursache unbekannt bleibt - auch wenn klar ist, daß das Krankheitsbild keine rein reaktive Störung auf soziale Umwelteinflüsse darstellt.

Trotz der eingeschränkten Untersuchungsausbeute sind es nicht nur wissenschaftliche Interessen, die den Arzt zur Untersuchung zwingen. Für nicht wenige Entwicklungsstörungen steht derzeit bereits eine ursächliche Therapie zur Verfügung (z. B. bei Hypothyreose und anderen Stoffwechselleiden) oder sie ist in Zukunft zu erwarten.

Auch fällt es den Eltern leichter, die Behinderung ihres Kindes zu akzeptieren, wenn sie die Ursache kennen. Nicht zuletzt wäre die Geburt eines weiteren behinderten Kindes für eine Familie mit bis dahin unbekannter Erbkrankheit eine Belastung, die sogar den Bestand der Familie gefährden könnte. Eine entsprechende genetische Beratung aber kann das Wiederholungsrisiko nur dann genauer abschätzen, wenn vorher die Diagnose klar gestellt wurde.

Psychologische Entwicklungsdiagnostik und Möglichkeiten der Entwicklungsförderung

In den letzten 2 Jahrzehnten ist die Diagnostik und Förderung entwicklungsverzögerter Kinder zu einem wichtigen Arbeitsfeld für Psychologen in pädagogischen (Frühförder-)Stellen und pädiatrischen Einrichtungen geworden. Nachdem durch Entwicklungstests, z. B. die Münchener Funktionelle Entwicklungsdiagnostik (Hellbrügge et al. 1978), in einem ersten Schritt das Ausmaß der Entwicklungsverzögerung in verschiedenen Bereichen (Motorik, Perzeption, Sprache, Sozialverhalten) bestimmt worden ist, wird auf der Grundlage dieser Daten entschieden, ob eine *Entwicklungstherapie* angezeigt ist. Systematische Förderprogramme lassen sich dann planen, wenn der Untersucher in einem zweiten Schritt der Entwicklungsdiagnostik genauere Kenntnisse der vom Kind bereits entwickelten kognitiven, linguistischen usw. Strukturen gewonnen hat. Dazu liegen für jeden einzelnen Bereich spezifische Untersuchungsverfahren vor.

Verschiedene Modelle für die Entwicklungstherapie und Frühförderung retardierter Kinder unterscheiden sich in der Konzeption von Entwicklung, auf die sie sich beziehen, dem äußeren Rahmen der Therapie und dem Grad der Einbeziehung der Eltern.

Stärker entwicklungspsychologisch orientierte Modelle sehen Fortschritte eines Kindes in erster Linie als *reifungsorientiert* an, messen aber der Qualität der Umgebung, in der ein Kind aufwächst, und der Förderung, die es erhält, eine beträchtliche Bedeutung für das Entwicklungstempo bei.

Dies gilt im Prinzip auch für retardierte Kinder. Eine systematische Förderung bezieht sich in diesem Modell auf den Aufbau einzelner Fertigkeiten oder die Anregung weiterentwickelter Handlungsstrukturen im Umgang mit den Dingen ihrer Umwelt und sozialer, sprachlicher Verständigungsmöglichkeiten.

Stärker lernpsychologisch orientierte Modelle weisen den von außen gesteuerten *Lernprozessen* die größte Bedeutung zu. Auch für retardierte Kinder sind viele Verhaltensweisen erlernbar, wenn die Reizbedingungen und Konsequenzen auf sein Verhalten nur hinreichend präzise und systematisch kontrolliert werden. Welche Lernziele ausgewählt werden, sollte sich dabei nach dem funktionalen Wert für das Kind richten, d. h. danach, welche Kompetenzen für das Kind in seiner alltäglichen Lebensbewältigung wichtiger sind und häufiger gebraucht werden (vgl. Brack 1986).

In der Praxis verbinden die meisten veröffentlichten Therapieprogramme beide Ansätze (vgl. Hanson 1984); sie orientieren sich bei der Auswahl der Lernziele an den entwicklungspsychologischen Konzepten, bei der Auswahl der Techniken und der Gestaltung der Übungen an lerntheoretischem Denken (Zerlegung von Aufgaben in kleinste Schritte, Wahl günstiger Hilfestellungen und Hinweisreize, Setzung verstärkender Konsequenzen).

Alle Übungsprogramme dieser Art setzen die *Einbeziehung der Eltern* voraus, denn nur sie sind in der Lage, kontinuierlich und täglich Übungen zum Aufbau einzelner Spiel- oder Sprachfähigkeiten oder feinmotorischer Kompetenzen durchzuführen. Die Rolle der Fachleute besteht in der sorgfältigen Anleitung der Eltern zu einer effektiven Durchführung der Übungen. Das kann in Zentren geschehen, in die diese mit ihren Kindern kommen, aber auch in Form mobiler Dienste, bei denen die Eltern zu Hause besucht werden.

Die Beurteilung der *Effektivität* dieser zeitraubenden und kostspieligen Bemühungen von Fachleuten und Eltern trifft auf zahlreiche methodische Schwierigkeiten, die in der Anlage von Evaluationsstudien und in der Durchführung der Programme liegen. Die Mehrzahl der publizierten Studien wird bislang strengen experimentellen Standards kaum gerecht. Insbesondere wird häufig ungeprüft gelassen, ob das Programm von den Eltern hinreichend genau durchgeführt worden ist (Guralnick u. Bennett 1987).

Bisher fehlt es vor allem an *Langzeitstudien*, die eine sichere Aussage erlauben würden, wie stark der Unterschied im Entwicklungsverlauf von Kindern ist, die eine systematische Förderung erfahren haben, und solchen, deren Eltern keine fachlichen Hilfen zur möglichst günstigen Gestaltung von häuslichen Lernsituationen erhalten haben.

Die bisher vorliegenden Studien sprechen für positive Wirkungen, wenn auch eine Normalisierung der Entwicklung bei stärkeren Entwicklungsstörungen natürlich nicht erreichbar ist.

Daß gezielte Übungsprogramme auch bei schwer geistig behinderten Kindern Entwicklungsfortschritte bewirken, belegt u. a. eine Studie von Hanson (1985) an 24 Kindern. Die Eltern wurden bis zum 18. Lebensmonat des Kindes einmal wöchentlich angeleitet, in einzelnen Übungen zunehmend komplexere Fertigkeiten ihrer Kinder aufzubauen. Bis zum Alter von 3 Jahren besuchten die Kinder dann zusätzlich für 2-3 h 3mal in der Woche eine Kleingruppe, in der sie nach den gleichen lernpsychologischen Prinzipien gefördert wurden. Messungen des Entwicklungsstandes, u. a. mit den Bayley-Skalen, zeigten, daß die Kinder in einem Zeitraum von 9 Monaten durchschnittlich 4-5 Monate an Entwicklungsfortschritten erreicht hatten; also deutlich mehr, als nach der vorausgegangenen Entwicklung ohne Förderung zu erwarten gewesen wäre.

Größere Effekte lassen sich erreichen, wenn die tägliche Förderzeit wesentlich ausgedehnt wird. So besuchten 16 geistig behinderte Kinder in einem Programm, über das LeLaurin (1985) berichtete, täglich für 8 h ein Förderzentrum. Die dortigen Therapeuten waren so ausgebildet, daß sie den Kindern eine Umgebung bieten konnten, in der sie teils in gezielten Übungen, teils in spontan auftretenden, am Interesse des Kindes orientierten Situationen neue Fertigkeiten erlernten.

Jährliche Untersuchungen, u. a. mit dem Griffiths-Test, zeigten Entwicklungsfortschritte relativ zur Normalentwicklung. Die Entwicklungsquotienten verbesserten sich in 6-27 Monaten im Mittel um 21 Punkte, so daß ein Teil der Kinder am Ende der Förderzeit im Bereich der - in sonderpädagogischer Terminologie - Lernbehinderung lag.

Die Effektivität sollte allerdings nicht ausschließlich in Fortschritten in Entwicklungs- und Intelligenztests gemessen werden. Viele Aspekte der Entfaltung selbständiger Handlungsfähigkeiten und der Bewältigung sozialer Anforderung an behinderte Heranwachsende sind wichtige Ziele der Entwicklungstherapie, ohne daß sie sich in diesen Tests niederschlagen. Als Beispiel seien für das frühe Kindesalter z. B. eine aktiv-explorierende Kontaktaufnahme mit der Umwelt, eine Diskrimination wichtiger Hinweisreize für erwünschtes Verhalten in der Umwelt und die Nachahmung des Modells eines Erwachsenen genannt.

Die Anleitung der Eltern in den einzelnen Übungsprogrammen sollte in verstärktem Maße ergänzt werden durch eine Schulung der Beobachtungsfähigkeit im Alltag und der Fähigkeit, sich auf die Interessen und den Entwicklungsstand des Kindes einzustellen, seine Initiativen abzuwarten, günstige Hilfestellungen zu geben und erwünschte Aktivitäten des Kindes zu bekräftigen.

Durch solche umfassenden Förderkonzepte sind stabile Entwicklungsfortschritte bei retardierten Kindern zu erreichen, die die Belastung der Familie vermindern und dem behinderten Menschen mehr und mehr Eigenständigkeit ermöglichen.

Literatur

Boll TJ (1983) Neuropsychological assessment of the child: Myths, current status, and future prospects. In: Walker CE, Roberts MC (eds) Handbook of clinical child psychology. Wiley, New York, pp 186-208

Brack UB (1986) Verhaltensmodifikation in der Entwicklungsrehabilitation. In: Brack UB (Hrsg) Frühdiagnostik und Frühtherapie. Psychologische Behandlung von entwicklungs- und verhaltensgestörten Kindern. Psychologie Verlags Union, München, S 74-96

Burgmayer S (1986) "Syndrome" als Behandlungsgegenstand. In: Brack UB (Hrsg) Frühdiagnostik und Frühtherapie. Psychologische Behandlung von entwicklungs- und verhaltensgestörten Kindern. Psychologie Verlags Union, München, S 107-112

Fisher MA, Zeaman D (1970) Growth and decline of retardate intelligence. In: Ellis NR (ed) International review of research in mental retardation, vol IV. Academic Press, New York, pp 151-191

Göllnitz G (1981) Neuropsychiatrie des Kindes- und Jugendalters. Fischer, Stuttgart
Greenfield PM, Nelson K, Saltzman E (1972) The development of rule bound strategies for manipulating seriated cups: A parallel between action and grammar. Cognitive Psychology 3:291-310
Guralnick M, Bennett F (1987) The effectiveness of early intervention for at-risk and handicapped children. Academic Press, New York
Hellbrügge T, Lajosi F, Menara D, Schamberger R, Rautenstrauch T (1978) Münchener funktionelle Entwicklungsdiagnostik fürs 1. Lebensjahr. Urban & Schwarzenberg, München
Hanson M (1984) Atypical infant development. University Park Press, Baltimore
Hanson M (1985) An analysis of the effects of early intervention services for infants and toddlers with moderate and severe handicaps. Topics in early childhood special education 5:36-51
Harnack GA von (Hrsg)(1987) Kinderheilkunde. Springer, Berlin
LeLaurin K (1985) The experimental analysis of the effects of early intervention with normal, at-risk, and handicapped children under three. Analysis and intervention in developmental disabilities 5:129-150
Liepmann MC (1979) Geistig behinderte Kinder und Jugendliche. Huber, Bern Stuttgart Wien
Smith DW (1976) Recognizable patterns of human malformation. Genetic, embryology, and clinical aspects. Saunders, Phiadelphia
Uzgiris I, Hunt Mc VJ (1975) Assessment in infancy: Ordinal scales of psychological development. University of Illinois Press, Urbana
Volpe JJ (1987) Neurology of the newborn. Saunders, Phiadelphia

Autorenverzeichnis

Ackenheil M 32
Ad Hoc Commitee on
  Classification of Headache 89
Adams F 31
Ader R 31
Adler CHS 89
Adrian C 78
Ahles TA 78, 89
Alderman MH 107
Andrasik F 78, 89
Andrews G 107
Anlauf M 107
Anthony M 89
Apley J 78
Appenzeller O 89
Arab L 61
Arena JG 89
Austenat E 61
Austin A 107
Axelrod J 31

Baar HA 78
Bachholz G 18
Bakal D 89
Balk U 51
Baltes BJ 89
Bankhurst AD 32
Barber J 78
Barron KD 89
Bartrop RW 31
Basler HD 107
Beauchamp GK 32
Beck J 32
Behrens C 61
Belar CD 78
Benkowitsch R 18
Bennett F 119
Berger M 18
Berlin J 99
Bernstein DA 89
Besedovsky HO 31
Bieber K 18
Bieber L 98
Billington CJ 18
Birbaumer N 78, 80

Blackwell B 81
Blanchard EB 78, 89
Blank M 31
Bliestle A 19
Block A 79, 80
Boll TJ 118
Bond MR 79
Bongartz W 31, 51
Bonica JJ 79
Borkovec THD 89
Born J 18, 31
Bossert S 18, 19
Bovbjerg D 31
Boyse EA 32
Brack UB 118
Braun C 80
Breshnihan B 31
Bretschneider S 19
Brinkmeier U 107
Bromm B 79
Brown S 79
Budzynski TH 89
Buffington VE 79
Bühler KE 98
Bullinger M 79
Burgmayer S 118
Burrows GD 79
Buser K 107
Butollo W 98
Buzaid AC 31
Byrne DG 107

Cannon JT 79
Cantell K 32
Carlsson SG 79
Caroll B 31
Casey KL 80
Cataldo MF 107
Cayiroglu S 107
Chadwick BA 61
Chapman CR 79, 81
Chesney MA 89
Chlond C 19
Christiansen K 18
Christophersen ER 52

Autorenverzeichnis

Cinciripini PM 79
Clum GA 80
Coates TJ 107
Coffey CE 31
Cohen F 98
Cohen N 314
Comsa J 31
Cooper MD 32
Couwenbergs C 18
Craig KD 79
Cramon D von 41
Crow TJ 31
Curio C 51

Dabbs J 99
Dahlström L 79
Davis KL 32
Del Rey A 31
Dembinski S 31
DePiano FA 79
Diamond S 89
Dichgans J 80, 89
Diener HC 89
Dietrich M 52
Diller L 79
Dinarello CA 31
Dolce JJ 79
Dorst K 107
Dowd ET 79
Drugan RC 32
Dück J 41
Dücker H 18
Dunne J 32
Duran G 61
Dworzak H 98

Ebling FJG 52
Eckstein R 32
Eggers O 41
Ehlers A 9
Eisenack P 107
Elbert T 80
Elton D 79
Engel BT 107
Eysenck HJ 80
Ezrachi O 79

Färkkilä M 32
Farthing GW 79
Fedoravicius AS 79
Fehm HL 18, 19, 31
Fehm-Wolfsdorf G 18, 31
Ferenci P 31
Ferstl R 31
Feuerstein M 89
Fichter MM 19
Finney JW 52
Fisher MA 118
Fittschen B 32
Flanary HG 79
Flor H 89

Floreen A 79
Florian C 31
Florin I 9, 52
Foa EB 51
Fordyce WE 79
Frederickson CJ 9
Freidenbergs I 79
Frenk H 79
Frey D 9
Friman PC 52
Froelich CJ 32
Fromm E 79
Fudenberg HH 31

Gaardner KR 107
Gainer J 89
Gale EN 79
Gardner R 31
Garner W 31
Gatter G 107
Gaylor M 79, 80
Gerber WD 79, 80, 89
Gershman JA 79
Gfeller R 61
Gieler U 52
Glaser R 31
Glasgow MS 107
Glowania HJ 52
Gold PW 18
Göllnitz G 119
Gordon WA 79
Gosnell BA 18
Graninger W 31
Greden J 31
Greenfield PM 119
Griffin P 89
Grothgar B 52
Grund R 99
Guck TP 79
Guralnick M 119
Gutberlet I 9
Guttermann JU 31
Guyre PM 19, 32

Haag G 78, 89
Haehn KD 107
Hallet EC 79
Hanson M 119
Harnack GA von 119
Härtel G 32
Hartmann K 107
Haslbeck M 61
Haugtvedt C 80
Hayduck K 107
Haynes SN 89
Hebra F 52
Heger R 61
Hellbrügge T 119
Hellhammer DH 9, 18
Henke KD 61
Herschbach P 61

Hibbard M 79
Hilgard ER 79
Hilgard JR 79
Hilker RRJ 80
Hill HE 79
Hillebrand B 61
Hodgson HJF 31
Höfling S 98
Hofschuster E 32
Höhl 19 C 19
Holbrook NJ 19, 32
Holliday J 31
Holroyd KA 89
Holsti LR 32
Holzgreve H 107
Hölzl R 61
House AE 89
Hubert W 18
Hunt Mc VJ 119
Hyson RL 32

Isselbacher KJ 31

Jacobson RC 79, 89
Janaganatha P 99
Janis IL 98
Jansson TG 79
Jasnin EE 31
Johnson JE 98
Junker M 18
Jurish SE 89

Kaganov IA 89
Kaluza K 107
Kaplan RM 61
Kaposi M 52
Keller SE 31, 32
Kern W 18
Kibrick SA 78
Kiecolt-Glaser JK 31
Kiloh LG 31
Kimmel HD 78
Kircher H 32
Kirschenbaum D 79
Kisala CH 31
Kiss A 31
Klein BJ 79
Klosterhalfen S 31, 32
Klosterhalfen W 31, 32
Kluck M 89
Knight JG 31
Knussmann R 18
Kobasa SC 79, 80
Köhler H 80
Kornetzsky CH 79
Kosambi DD 80
Krause W 52
Kremer E 79, 80
Krey LC 19
Krieg JC 18
Krischer C 41

Kronfol Z 31
Kukiolka H 89
Kulzer B 61

Laessle RG 61
Lajosi F 119
Larbig W 78, 80
Lässle RG 19
Laudenslager ML 32
Lazarus L 31
Lazarus RS 98
Lehnert H 107
Leigh JM 99
LeLaurin K 119
Lenz HJ 32
Leonhardt W 31
Leventhal H 78
Levine AS 18
Levine L 79
Levitt D 32
Lewis JW 79
Liebeskind JC 79
Lienert GA 18
Liepmann MC 119
Lindeman CA 99
Lipkins R 79
Look D 61
Losse H 107
Lucido D 79
Luckhurst E 31
Luderschmidt C 51
Lutzenberger W 80
Lynn R 80

MacMehan SW 107
Maddi SR 80
Mai N 41
Maier SF 32
Mangan CE 99
Mathews PM 32
Matschin E 9
Mattson K 32
Mc Ewen B 19
McCaul K 80
Medina JL 89
Mehnert H 61
Meichenbaum D 99
Meier W 79
Meilman PW 79
Messmer A 32
Meißen R 41
Melzack R 80
Mempel W 32
Menara D 119
Mersky H 80
Meryn S 31
Miller E 41
Miller GC 32
Miller NE 31
Miller SM 99
Miltner W 80

Mitchell KR 89
Moises HH 32
Mölders-Kober R 107
Mooney D 89
Morgan C 80
Morley JE 18
Mullaney DJ 89
Müller N 32
Müller-Hermelinck HK 32
Müller-Ruchholtz W 31, 32
Munck A 32, 19

Neff DF 89
Nelson K 119
Neumeyer T 61
Niederberger U 89
Niiranen A 32
Nuechterlein JC 89
Nutzinger DO 107

Olbrisch ME 80
Ozarow BJ 51

Pallmeyer TP 89
Palos E 52
Pamperl H 31
Parise M 89
Pauschinger P 18
Penn GM 31
Penny R 31
Peters W 41
Pfeiffer J 99
Pflüger KH 9
Philipp T 107
Philips C 89
Pickett C 80
Pilowsky I 79, 80
Pirke KM 19
Plotnikoff NP 32
Poppelreuter W 41
Pötzi R 31
Pranulis M 99
Pythönen S 32

Quesada UR 31

Raczynski 79
Raedler A 32
Raskin NH 89
Rautenstrauch T 119
Reade PC 79
Reinecker H 107
Reinhardt L 80
Reinhold M 61
Reisine TD 31
Revenstorf D 80
Rey ER 99
Rice JR 31
Ring J 52
Robertone A 31
Roberts AH 80

Rock A 52
Rockstroh B 80
Rodichok LD 89
Rogner O 9
Ryan SM 32
Rybstein-Blinchik E 80

Sallivan JL 31
Salmon S 31
Saltzman E 119
Salzberg H 79
Sandweiss JH 89
Sapolsky RM 19
Saunders NL 89
Schamberger R 119
Scharein E 79
Scheitzach G 98
Schiebe M 18
Schinler L 32
Schleifer SJ 31, 32
Schlierf G 61
Schöffling K 61
Scholz OB 51, 52
Schrey A 107
Schubert HJ 52
Schulz K-H 32
Schulze C 9
Schulze HH 9
Schumacher M 9
Schürmeyer T 18
Schwartz MS 80
Schwarz D 107
Schweiger U 19, 61
Schwingenschlögel M 19
Scott TH 80
Seemann H 81
Seligman MEP 9
Sengar D 32
Shelton JL 89
Shor RE 79
Sibbit WL Jr 32
Sicuteri F 89
Siris SG 32
Sivia J Jr 31
Skinhoj E 89
Skultety FM 79
Smith DW 119
Smotherman WP 32
Sorkin E 31
Sougioultzi C 9
Soyka D 89
Spät-Schwalbe E 31
Spear EG 80
Speicher L 31
Spence ND 80
Stambaugh EE 89
Standertskiöld-
 Nordenstam CG 32
Stangier U 52
Stanley GV 79, 81
Stein M 31, 32

Stekete GS 51
Sternbach RA 81
Stoyva JM 89
Strian F 61

Tedes SJ 89
Thomas L 32
Timmermanns G 81
Toeller M 61
Tolksdorf W 99
Tomarken AJ 79
Turk D 79, 99
Turner JA 81

Ülshöfer B 9
Uzgiris I 119

Vaitl D 89, 107
Van Aernam B 99
Venturino M 79
Verspohl EJ 89
Vetter H 107
Voigt K 18, 19
Volpe JJ 119

Waadt S 61
Walker J 99
Wall PD 80
Wands JR 31

Waters B 32
Weiss JM 31
Wekerle H 31
Welzl C 31
Werbach MR 89
White RG 89
Whitlock FA 52
Wikler A 79
Wilkinson DS 52
Wilkinson M 89
Wilson E 52
Wilson WE 99
Wilson-Evered E 81
Winget C 81
Wolf C 79
Wooley SC 81
Wottge H-U 32

Yamazaki K 32

Zapotoczky HG 107
Zborowski M 81
Zeaman D 118
Zeichner D 32
Zerssen von D 18
Ziegler A 89
Zihl J 41
Zimmermann F 52
Zimmermann M 81

Stichwortverzeichnis

A-beta-Fasern 63
Ablenkung 67, 74
   und Schmerz 68
Adrenokortikotropes Hormon (ACTH) 11ff
Adrenalin 11, 14, 48
Affektive Psychosen
   und Immunsystem 28
Aggressivität
   und Androgene 16
Akne (Acne vulgaris) 49
   und Alltagsstreß 49
Aktivierung 67f
Aktivität
   und Schmerz 71
Allergien
   dermatologische 45, 48
   und Hypnose 21f, 48f
Alltagsprobleme
   bei Diabetes mellitus 59
   und Akne 49
Alter 11
   und Depression 11
   und Streß 11
Amenorrhoe 15
Analgetika 66, 73, 77f, 84, 87
   Abusus 70, 87
Anästhesist 91
   Aufklärungsprogramme 93
   Gesprächsführung 91
Androgene
   und Aggressivität 16
Andrologen 7, 16, 48
Angst 6, 48, 57f, 63f, 66ff, 90ff, 100f
   als bio-physiologische
      Aktivierungskomponente 91
   und Schmerz 66, 69
   vor Operationen 90f
   Verarbeitung 90
Anorexia nervosa 15
Antihypertensiva 104
Apokrine Schweißdrüsen 48
Appetit- und Sättigungsverhalten
   hormonelle Regulation 14
Arztpraxis 104
   und verhaltensmedizinische Therapie 105
Atemtechniken 7, 97

Atopisches Ekzem 44
Aufklärungsprogramme
   vor Operationen 93
Aufmerksamkeit 67, 74
   und Neuropeptide 17
Autogenes Training 72, 85
Autoimmun-Hypothese
   bei Schizophrenie 27

Bänderriß 6
Basilarismigräne 82
Bildgebende Verfahren 115
Bio-Sozialwissenschaften 1
Bio-Verhaltenswissenschaften 1, 9
Biofeedback 5, 75, 85, 86, 102
Biologisches Krankheitsmodell 2
Blasenoperation 7
Blut-Hirn-Schranke 15
Blutdruck 68, 92, 103ff
   Senkung 104f
Bulimia 15

Chromosomenanalyse 115
Chronischer Schmerz 5, 63, 65, 68, 77, 82ff
Chronische Kopfschmerzen 82ff
   Behandlungsansätze 84ff
   Biofeedbackverfahren 85, 88
   Entspannungstechniken 85f
   kognitiv-verhaltenstherapeutische
      Verfahren 85
   Migräne 82ff
   Pharmakotherapie 84, 87
   Spannungskopfschmerz 72f, 87f
   Streßimpfungstraining 85f
   verhaltensmedizinische
      Behandlungsverfahren 85f, 88
Compliance 42, 49, 55f, 60, 70, 100, 102f, 105f
Coping 7, 23, 59, 67, 91, 94
Corticotropin-Releasing-Faktor (CRF) 23
Corticotropin-Releasing-Hormon (CRH) 11, 13, 23
   autonome Reaktionen 14
   endokrine Effekte 13
   und Streßforschung 11, 13f, 23
   und Verhalten 14

Couvade-Phänomen 65
Cushing-Syndrom 12
Cyclophosphamid 28

Dauerkopfschmerz 87
Depression 12, 64, 101
 und Altern 11
 und CRH 14
 und Glukokortikoide 11
 und Immunfunktion 8, 27, 48
 und Schmerz 66f, 69, 75
 und Zirbeldrüse 14
Depressive Verstimmung
 und Operationen 90, 93
 und Spannungskopfschmerz 87
Dermatitis artefacta 50
Dermatologie 42ff
 Allergien 45f
 Dermatits artefacta 50
 Hautartefakte 50f
 Hyperhidrosis 48
 Pruritus 43ff
 Psoriasis 49
 Psychophysiologie und Vasomotorik 46f
 Raynaud-Syndrom 46f
 Schmerz als Klassifikationsmerkmal 47f
 Schweiß-und Talgdrüsen 48ff
 Sklerodermie 47
 Tätowierung 50
 Trichotillomanie 50
 und Psychologie 42f
 Urtikaria 49
 verhaltensmedizinische Strategien 42, 50
 Zwangshandlungen 50
Desensibilisierung 76, 85, 88
Diabetes mellitus 53ff
 Compliance 59
 Folgeerkrankungen 53, 57
 medizinische Bedingungen 54
 psychophysische Wechselwirkungen 57f
 psychosoziale Faktoren und
  Krankheitsverlauf 56ff
 psychosoziale Belastungen 58f
 Schulungsprogramme 59
 Stoffwechseleinstellung 59
 Typ-I, Typ II 54
 und Schwangerschaftskomplikationen 55
 und Selbstkontrolle 54
 verhaltensmedizinische Ansätze 53, 59f
Diagnostik
 bei Entwicklungsrückständen 108f, 114ff
 Bildgebende Verfahren 115
 Chromosomenanalyse 115
 der Handfunktion 42
 der Herzphobie 101
 der Migräne 82ff
 der Neuropsychologie 34
 des Schmerzes 47
 des Spannungskopfschmerzes 86f
 Elektroenzephalogramm 68, 113, 115
 Entwicklungstests 109, 114, 118

Stoffwechseldiagnostik 115
Diät
 bei Diabetes mellitus 54f, 58
 bei Herz-Kreislauf-Erkrankungen 105
 und Hormonsekretion 15f
Drüsen
 Hormon- 10
 Schweiß-/Talg- 48f

Eiweißhormone 24
Ekkrine Schweißdrüsen 48
Elektroenzephalogramm (EEG) 15f, 36, 68, 113, 115
Elektromyogramm (EMG) 85, 87
 Biofeedback 72, 85, 88
Endokrines System (ES) 20
Endokrinologen 7, 21
Endokrinologie (s. Psychoendokrinologie)
Endorphine 23, 64
Enkephaline 64
Entspannung 5, 77
 bei Herz-Kreislauf-Erkrankungen 104f
 bei Migräne 58f
 bei Schmerz 72
 bei Spannungskopfschmerz 88
 bei Störung der Handfunktion 41
 und Immunologie 21
 Verfahren zur 85, 88, 104
 vor Operationen 95ff
Entwicklungsstörungen (s. Förderung) 108ff
 minimale zerebrale Dysfunktion 109f
Entwicklungstests 109, 114, 118
Epikritischer Pruritus 43
Ergotismus 84
Erlebte Belastung
 und Einfluß auf das Immunsystem 22
Essentielle Hypertonie 100, 103ff
 Behandlungsansätze 104ff
 verhaltensmedizinische Maßnahmen 103ff
Eßverhalten
 Anorexia nervosa 15
 Bulimia 15
 und endokrines System 15
 und Zyklusstörungen 15

Fokale Hirnschäden 37
Förderung entwicklungsgestörter Kinder 108ff
 Aufgaben 108ff
 Diagnose 108ff
 Entwicklungsförderung 116ff
 Erfolgskontrolle 108ff
 Hypothesen 108ff
 interdisziplinäre Zusammenarbeit 111
 medizinische Diagnostik 114ff
 morphologische Aspekte 111ff
 physiologische Aspekte 111ff
 Prognose 110
 psychologische Diagnostik 114ff
 therapeutische Maßnahmen 110f
Freßzentrum 14

Frühförderung 116
Funktionelle Herz-Kreislaufstörungen 101

Gallenblasenoperation 7
Gastrointestinales System 15
Gate-Control-Theorie 63f
Gedächtnis 24, 35, 57
 und Neuropeptide 17ff
Gegenkonditionierung 85f
Gehirn 2f, 17, 58, 112f,
 Entwicklung 113
 Neuropsychologie 33ff
 Tormechanismus 63f
Geistige Behinderung 111
Genesungsverlauf 6f, 91ff
 Ängstlichkeit 6
 Kontrollüberzeugung 6
Geruch 25
 und Transplantation 26
Gesundheitsbezogenes Verhalten 106
Gesundheitsförderlicher Denkstil 8
Glukokortikoide 11, 23
 Produktion von 11, 23

Hämatologische Parameter 22
 und Hypnose 21
Handerwärmungstraining 85f
Handfunktion
 Schreibtraining 40
 Störungen 39
Hardiness 64
 und Schmerz 67
Haupthistokompatibilitätskomplex (MHC) 25
Hautartefakte 50
Hauterkrankungen
 behaviorale Dimensionen 43
Hemianopische Lesestörung 37
Herz-Kreislauf-Erkrankungen 62, 100ff
 Behandlungsansätze 101f, 104ff
 Beschwerdebild 101
 Essentielle Hypertonie 103ff
 Herz-Angst-Syndrom 100ff
 interdisziplinärer Ansatz 101
 weitere Entwicklungen 102f, 106f
Herzinfarkt 103
Herzphobie 101ff
 Behandlungsansätze 101
 Beschwerdebild 101
 Prognose 101
 Therapie 102
Hirnforschung 3
Hirnleistungsstörungen 34, 36
Hirnschädigung 33, 36f, 83
Hormone 10ff, 16, 22f, 45ff, 54, 64, 83
 ACTH 11ff
 Adrenalin 11, 14, 48
 Androgene 16
 CRF 11, 13f 23
 Endorphine 23, 64
 Enkephaline 64
 Glukokortikoide 11, 23

Histamin 22, 46
Insulin 54
Katecholamine 10f, 58
Kortisol 11f, 23
Noradrenalin 11
Serotonin 15, 22, 83
Steroide 10, 12, 45
Hormonsystem 11, 19
 Appetit- und Sättigungsverhalten 14
Hypertonie (s. essentielle Hypertonie) 100, 103ff
Hyperglykämie 55
Hyperhidrosis 48
Hypnose 72
 Einfluß auf das Immunsystem 21
 und dermatologische Allergien 45
Hypoglykämie 55
Hypothalamus-Hypophysen-Neben-
 nierenrinden-Achse 10f, 13ff, 23f
Hysterektomie 6

Imagination 72, 74
Immunologen 21
Immunsystem (IS) 3, 7f, 11, 20ff, 45, 67
 Autoimmunreaktionen 26ff, 54
 Immunozyten 22
 Interleukin-1 11
 Haupthistokompatibilitätskomplex 25
 und affektive Störungen 28
 und erlebte Belastung 22
 und Hypnose 21
 und Konditionierung 28
 und Streß 11
 Parameter 7, 22, 24, 27
 Psychoimmunologie 20ff
 Suppression 11, 23f, 27, 46
Infertilität 7
Insulin 54f, 58f
 -pumpe 59ff
Intelligenzquotient (IQ) 109ff
Intelligenztests 109, 118
Interdisziplinärer Ansatz 1ff
 bei chronischen Kopfschmerzen 82
 bei Diabetes mellitus 53
 bei Entwicklungsstörungen 111
 bei Herz-Kreislauf-Erkrankungen 100
 bei Operationsvorbereitungen 90
 bei Schmerzen 62
 der Dermatologie 42
 der Neuropsychologie 34
 der Psychoendokrinologie 10
 der Psychoimmunologie 21
Interferon 21, 23ff, 27
Interleukin-1 11
IS (s. Immunsystem) 20ff

Juckreiz (s. Pruritus) 44

Katecholamine 10f, 83
 Sekretion 10, 58
Klinische Psychologen 1f, 5f, 21, 42

Knochenmark 25f, 29, 60
Knochenmarkstransplantation (KMT) 25
Kognitive Fertigkeiten 104, 109, 116
Kognitive Selbstkontrolle 42, 58, 71, 73, 76
Kognitive Strukturen 92, 97
Kognitiv-verhaltenstherapeutische Verfahren 64, 68, 73, 75, 85f, 88, 102
Koloskopie 22, 94
Kombinationstherapie 104
Konditionierung 21, 28ff
   bei Leukopenie 28
   Gegenkonditionierung 85f
   immunpharmakologische 28
Konkordanztherapie 86
Kontrollmöglichkeiten 6, 96
Kortisol 11ff
   im Speichel 12
   Plasmakortisol 12
   Sekretion 12
   und Depression 14
   und Immunsuppression 11, 23f
   und Schlafphasen 16f
   zirkardiane Rhythmik des 17
Kopfschmerzen (s. chronischer Kopfschmerz) 75, 82ff
Kopfschmerztagebuch 84

Läsionen des ZNS 40
   und Störungen der Handfunktion 39
Läsionsversuche 14
Lebens- und Verhaltensstil
   und Todesursachen 100
Leistungsdefizite
   neuropsychologische 35
Leistungsverhalten 84
Lernen 5, 41, 64, 76, 86, 92, 96, 104ff, 112
Lesehilfe
   elektronische 38
Lesestörung 37
   Behandlungsansätze 37f
   hemianopische 37
Leukämie 24
Leukodystrophie 113, 115
Leukopenie
   und Konditionierung 28f
Leukozyten 21f, 28ff, 45
Lymphozyten 21, 23, 27

Medikamente 5, 53ff, 70ff, 83ff, 91, 104ff
   Abusus 69f
   Anamnese 84
   Prämedikation 66, 91, 95, 97
   und Schmerz 71
Meditation 72
Medizin 2f, 22, 30, 45, 82, 100f, 107, 114
   und klinische Psychologie 3
Medizinisches Krankheitsmodell 2
Mehrfachläsionen 37
Meniskusoperation 6
Migräne (s. chronischer Kopfschmerz) 77, 82ff

Behandlungsansätze 84f
Detoxifikation 71
Diagnostik 84
   ophthalamische 82
   verhaltenstherapeutische Verfahren 85
Minimale zerebrale Dysfunktion 109f
Muskelspannungen 87
Myelinisierung 113

Nachtklinikkonzept
   bei Diabetes mellitus 55
Narkose
   und aktive Kontrollmöglichkeit 95
   und präoperative Angst 91
   Wirkungen 90
Nebenniere 11
Nesselsucht (s. Urtikaria) 44
Neuroendokrinologie
   des Schlafes 16
Neurologische Untersuchung 115
Neuronenverlust 12
Neuropeptide 10, 17f
   und Aufmerksamkeit 17
   und Gedächtnis 17
Neuropsychologie 33ff
   Gesichtsfeldeinbußen 37ff
   Handfunktionsstörungen 39
   interdisziplinärer Charakter 34
   klassische 34
   klinische 33f
   Leistungsdefizite 35
   Lesestörungen 37ff
   Rehabilitation 34ff
   Therapie 36ff
Neurotizismus 64, 66
Neurotransmitter 13, 15
Nierenoperation 7
Nierensteinzertrümmerung 6
Non-Compliance 56
Noradrenalin 11, 14f
Normo-glykämische Diabeteseinstellung 55

Operante Methoden 102
   bei Schmerz 69ff, 76
Operation (s. auch psychologische Operationsvorbereitung) 6f, 57, 90ff
   Erfolge bei 7
   Risiken bei 95
Organbefund
   und Schmerzen 69
Orthopädische Patienten 6

Pädiatrische Untersuchung 116
Partnerprobleme 8, 44, 58, 66, 76
Partnertraining 8, 55f, 59f
Patientenkarrieren 103
Peptidhormone 10f, 14, 23
Persönlichkeit
   und Schmerz 66
   und Streßreagibilität 12
Pharmakotherapie 27, 84, 87, 102

Plasma
    Kortisol 12f, 17
    Zellen 23
Prämedikationsgespräch 95
Prävention 2, 4, 8, 53
Prodromalsymptom 87
Progressive Muskelentspannung (s.
    Entspannung) 72
Protopathischer Pruritus 43
Prüfung
    und Einfluß auf das Immunsystem 22
Pruritus 43
Psoriasis (Schuppenflechte) 49
Psychiater 21
Psychobiologisches Krankheitswissen 4
Psychoendokrinologie 10ff, 20
    als multidisziplinäre Forschungsrichtung
        10
    des Appetit-und Sättigungsverhaltens
        14ff
    des Schlafes 16f
    und Aggressivität 16
    und Aufmerksamkeit 17f
    und Diabetes mellitus 57
    und Gedächtnis 17f
    und Immunsystem 24
    und Motivation 14ff
    und Schlaf 16ff
    und Streß 10ff
Psychoimmunologie 20ff
    Alterationen des Immunsystems 23ff
    Einflüsse auf das Immunsystem 7
    Forschung 20f
    interdisziplinäre Zusammenarbeit 20
    Wechselwirkung zwischen Nervensystem
        und Immunsystem 26ff
Psychologen 1f, 5f, 21, 42
Psychologische Operationsvorbereitung 90ff
    Angst im perioperativen Verlauf 90f
    Aufklärungsprogramme 93f
    Bewältigungsmöglichkeiten 94f
    Emotionen 96
    Kontrollmöglichkeiten 96f
    Operationsvorbereitungsprogramme 92ff
    Tätigkeiten des Anästhesisten 91f
    Vorwissen und Informationsbedürfnis 95f
Psychopharmakaabusus 70
Psychophysische Wechselwirkungen
    bei Diabetes mellitus 57
Psychosoziale Faktoren 6
    und Krankheitsverlauf 56

Raynaud-Syndrom 46
    und Temperaturfeedback 49
Rehabilitation 33ff, 39
    neuropsychologische 34, 36
    Einrichtungen 34, 104
Rezeptoren 3, 11f, 15ff, 20, 48, 64, 84
Risikoaufklärung vor Operationen 91f
Risikofaktor "Hypertonie" 9, 103
Risiko-Verhaltensweisen 104, 106

Sättigungszentrum 14
Schizophrenie 26ff
    Autoimmunhypothese 27
    autoimmunologische Genese 28
Schlafphasen
    Sekretionsmuster 16
Schmerz 4f, 14, 25, 43f, 46ff, 57, 62ff,
    62ff, 82ff, 93, 97, 101
    Anamnese 84, 87
    Behandlungsindikation 69
    bei dermatologischen Syndromen 47
    persönlichkeitsspezifische Aspekte 66f
    postoperativer 90, 98
    Schmerzkliniken 77f
    und Ablenkung 67f
    und Aktivierung 67f
    und Aktivitätssteigerung 70f
    und Aufmerksamkeit 67f
    und Biofeedback 75f
    und Entspannung 72
    und Hypnose 72f
    und Imagination 71f
    und kognitive Selbstkontrolle 73ff
    und Lernen 64ff
    und Medikamentenreduktion 71
    und Meditation 72
    und Operante Methoden 69f
    und Soziales Kompetenztraining 76f
    und Sozialisationseinflüsse 64ff
    verhaltensmedizinische
        Behandlungsansätze 68f
    -zeremonien 65
Schreibtraining 40
Schuppenflechte (s. Psoriasis) 49
Schweißdrüsen 48
Selbstsicherheit 104
Serotonin
    und Eßverhalten 15
    und Hypnose 22
    und Migräne 83
Sexuelle Probleme 69
Sklerodermie 47
Soziales Kompetenztraining 76, 88, 104
Sozialisationseinflüsse
    und Schmerz 64
Spannungskopfschmerz 72f, 82, 85f
    und Desensibilisierung 88
    und EMG-Biofeedback 88
    und social-skill-Training 88
Spermatologische Messungen 7
Spezifitätshypothese 83
Steroidhormone 10, 12, 45
Stoffwechseldiagnostik 115
Störungen der Handfunktion
    Diagnostik 39
    Schreibtraining 39f
Streß 7, 10ff, 21, 28f, 44ff, 67, 85ff, 92ff,
    106
    Forschung 90
    Impfungstraining 85, 87
    Inokulationstraining 95

und Akne 48
und Endokrinologie 10, 12
und Immunologie 11, 23
und Migräne 83
Streßreagibilität 12, 44
Verarbeitung 7f, 16
Stressoren 23, 49, 83, 85
Einfluß auf das Immunsystem 23
Substantia gelatinosa 63
Suppressor-Zell-Aktivität 27
Sympathikus-Aktivität 11
Systematische Beobachtung 3

T-Helferzellen 7, 27f
T-Lymphozyten 27
Talgdrüsen 48
Tätowierung 50
Temperaturfeedback
 beim Raynaud-Syndrom 49
Therapie (s. einzelne Krankheitsbilder) 1, 16f, 35ff, 49, 53, 59, 63ff, 71ff, 85ff, 101ff, 108ff
 -effekte 33f, 47, 73, 77, 84
 Entspannungs- 85, 88
 Gesprächs- 76
 Interferon- 24
 Intervall- 84
 kognitive 88ff
 Kombinations- 104
 Licht- 17
 Pharmako- 27, 84, 87, 102
 physikalische 49f
 traditionelle 108
 Verhaltens- 38, 42, 50, 75, 106
Todesursachen
 Lebens-und Verhaltensstil 100
Tormechanismus 63f
Trance 68, 73

Transplantation 25
 und Geruch 25
Trichotillomanie 50
Tumorerkrankungen
 Interferonbehandlung 24
Typ-I Diabetes 54
Typ-II Diabetes 54

Unfall und Genesung 6
Urtikaria (Nesselsucht) 44, 46

Vaskulärer Kopfschmerz (s. Kopfschmerz) 82
Vasodilatation 83
Vasokonstriktion 83
Vasokonstriktionstraining 86
Ventrikelausweitung 23, 112
Veränderungswissen 4, 8
Verhaltensanalyse 84
Verhaltensbeobachtungen 55
Verhaltensmedizin 1ff, 16, 20, 42f, 45, 50ff, 59f, 62ff, 82, 85ff, 101ff
Verhaltenstraining 60
Vermeidungsreaktion 65

Zentrales und autonomes Nervensystem (NS) 20
Zentralnervensystem (ZNS) 11
 Läsion (s. Hirnschädigung) 39
Zerebrale Substanzminderung 37
Zeugungsunfähigkeit 7
Zuckerkrankheit (s. Diabetes mellitus) 53
Zwangshandlungen 50
Zyklusstörungen
 und Eßverhalten 15
Zytokine 24
 und Kortisol 24